MESTRE REIKI

Todos os símbolos e segredos do Mestre Reiki segundo a Luz do Evangelho

Paulo Costa

MESTRE REIKI

TODOS OS SÍMBOLOS E SEGREDOS DO MESTRE REIKI SEGUNDO A LUZ DO EVANGELHO

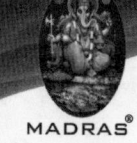

MADRAS

© 2018, Madras Editora Ltda.

Editor:
Wagner Veneziani Costa

Produção e Capa:
Equipe Técnica Madras

Revisão:
Jerônimo Feitosa
Arlete Genari

Dados Internacionais de Catalogação na Publicação (CIP)
(Câmara Brasileira do Livro, SP, Brasil)

Costa, Paulo
Mestre reiki: todos os símbolos e segredos do mestre reiki segundo a luz do evangelho/ Paulo Costa. – São Paulo: Madras, 2018.

ISBN 978-85-370-1113-3

1. Energia vital 2. Reiki (Sistema de cura)
I. Título.

17-11439   CDD-131

Índices para catálogo sistemático:
1. Reiki: Energização: Ciências ocultas 131

É proibida a reprodução total ou parcial desta obra, de qualquer forma ou por qualquer meio eletrônico, mecânico, inclusive por meio de processos xerográficos, incluindo ainda o uso da internet, sem a permissão expressa da Madras Editora, na pessoa de seu editor (Lei nº 9.610, de 19/2/1998).

Todos os direitos desta edição reservados pela

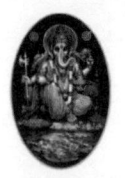

MADRAS EDITORA LTDA.
Rua Paulo Gonçalves, 88 – Santana
CEP: 02403-020 – São Paulo/SP
Caixa Postal: 12183 – CEP: 02013-970
Tel.: (11) 2281-5555 – Fax: (11) 2959-3090
www.madras.com.br

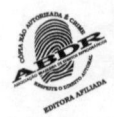

DEDICATÓRIA

Dedico e agradeço este livro à minha esposa Andréia Santos Pires Costa, que me introduziu ao mundo do reiki e me acompanha há alguns anos nesta caminhada da vida.

Dedico também este livro a todos os que procuram a luz que alumia o mundo e que, mesmo cansados, continuam persistindo e perseverando. Que a fé desses seja como a semente que consegue cair em boa terra e assim dar frutos.

Grande beijo aos meus filhos Miguel Alves Costa e Maria Clara Pires Costa, penso em vocês todos os dias da minha vida.

Aos meus pais, que honro por terem me dado base para que eu possa estar onde estou hoje; aos meus amigos, que sempre me ajudaram mesmo longe, em especial ao Fábio César Ferreira; aos meus irmãos André, Jaime e Lívia, que sei que sempre oram por mim; e ao meu enteado

Klaus Krupp, que me acompanha em muitos momentos de aprendizagem.

E saudades do meu professor Yoshihiro Guengo Miyagawa, que me ensinou o segredo do karatê e da acupuntura.

Força Sempre

ÍNDICE

Prefácio 13
Introdução 15
O Porquê deste Livro 27
Princípios do Reiki 29
O que é a Energia Reiki? De Onde Vem? 33
Simbologia Reiki 39
Símbolos Reiki 49
    Chokurei (tratamento físico) 49
    Sei He ki (tratamento emocional) 51
    Hon sha ze sho nen (sem tempo e sem espaço) 52
    Dai Koo myo (grande luz do sol e da lua) 56
    Raku (raio) 57
    Tamarasha (pessoa fechada) 58
O que é a Iniciação no Reiki? 65
O Processo dos 21 Dias 75
Graus do Reikiano e Sua Iniciação 81

Nível I 81
Nível II 84
Nível III a 91
Nível III b ou mestre reiki 97
Autoaplicação 109
   Níveis I e II 109
   Nível III e mestre 111
   Aplicação em pacientes 113
   Aplicação em pacientes a distância ... 115
Praticar ou não Praticar o Reiki, Afinal? ... 117
Anexos 121
   Chacras 121
   Rituais (resumo) 123
   Símbolos 130
Tarô do Reiki 137

霊気

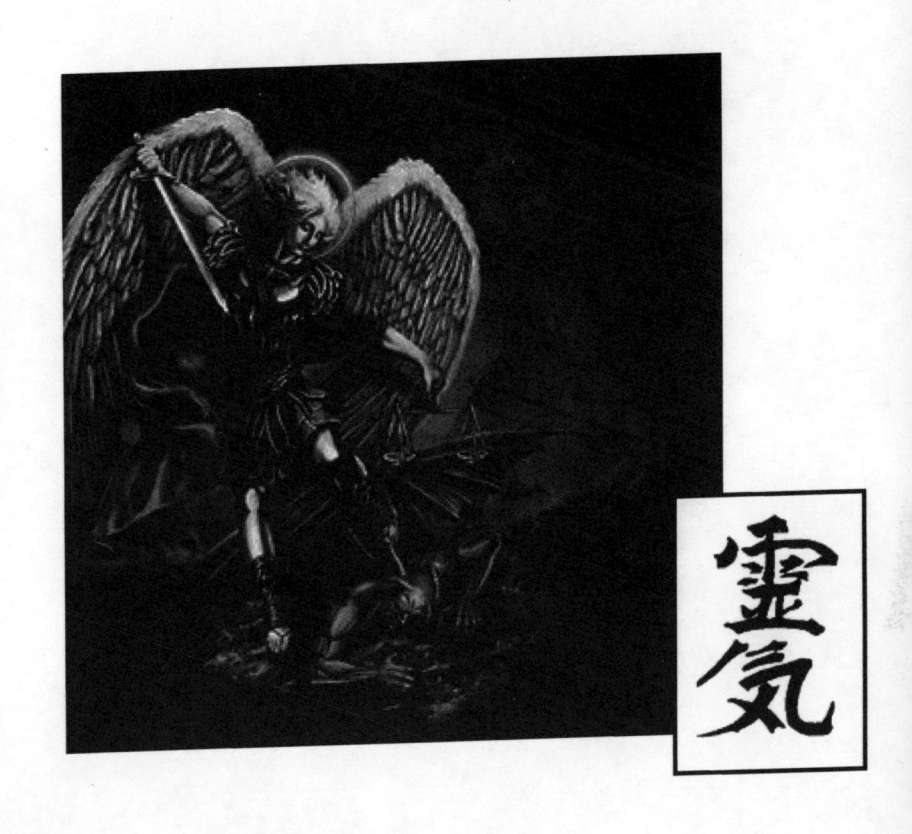

Apocalipse 14

9 E seguiu-os o terceiro anjo, dizendo com grande voz: Se alguém adorar a besta, e a sua imagem, e receber o sinal na sua testa, ou na sua mão,

10 Também este beberá do vinho da ira de Deus, que se deitou, não misturado, no cálice da sua ira; e será atormentado com fogo e enxofre diante dos santos anjos e diante do Cordeiro.

PREFÁCIO

Este livro vem trazer uma "visão sobre o reiki nunca antes mencionada ou questionada. Paulo traz uma questão para refletirmos:" Quem é Deus? Ou quem é o verdadeiro Deus?". Segundo a tradição e a fé cristã Deus é único! E devemos nós, como cristãos, seguir suas orientações para termos prosperidade e segurança neste mundo tão cheio de enganações e maldade.

Aconselhei meu marido muitas vezes a não escrever este livro, pois não queria problemas para ele de outros mestres que porventura o criticassem, mas ele tem uma convicção e personalidade fortes que, unidas a um sentimento de querer a verdade e mostrar a verdade, não há o que o convença de fazer o contrário.

Ele, ao escrever este livro com o intuito de acabar com o reiki como uma arte secreta e privilégio de poucos, me fez lembrar a seguinte passagem:

Atos 16

16 E aconteceu que, indo nós à oração, nos saiu ao encontro uma jovem, que tinha espírito de adivinhação, a qual, adivinhando, dava grande lucro aos seus senhores.

17 Esta, seguindo a Paulo e a nós, clamava, dizendo: Estes homens, que nos anunciam o caminho da salvação, são servos do Deus Altíssimo.

18 E isto fez ela por muitos dias. Mas Paulo, perturbado, voltou-se e disse ao espírito: Em nome de Jesus Cristo, te mando que saias dela. E na mesma hora saiu.

19 E, vendo seus senhores que a esperança do seu lucro estava perdida, prenderam Paulo e Silas e os levaram à praça, à presença dos magistrados.

Espero que os iludidos mestres em reiki entendam que Paulo não veio lhes tirar algo, mas trazer.

Andréia S. P. Costa

INTRODUÇÃO

Desde meus 14 anos venho estudando as artes ocultas que circundam os homens e sempre tive vontade de conhecer o mundo espiritual. Após tantos anos me dedicando de coração e empenhando meu coração a buscar a verdade, decidi escrever este livro.

Muitos são os mistérios que o homem tem dentro de si e procuramos respostas que nem sempre são fáceis de achar. Pratiquei o Espiritismo, Xamanismo, Rosa-cruz, Eubiose e tantas outras ordens iniciáticas que dizem ter a resposta para a verdade da vida, e no fim ficava sempre com o mesmo dilema. Quem sou eu? Qual meu propósito de vida? Até onde o mundo espiritual é real e influencia as nossas vidas?

Minha história de vida, como a de muitas outras pessoas, foi meio conturbada, com muitas mudanças, muitas vidas em uma só. Pessoas diferentes como amigos, cidades diferentes, escolas diferentes; eu sempre me mudei e a cada lugar novo procurava aprender com tudo isso. Sempre senti que Deus me levava para lugares para eu me desenvolver e crescer.

Cheguei aos meus 35 anos e descobri o Cristianismo. Mas digo o Cristianismo prático, o que o conduz a uma vida próspera, com passagens bíblicas que explicam e lhe mostram o caminho da vida. Após tantos anos procurando a verdadeira resposta, finalmente pus em prática o que sempre ouvi dizer: "Eu sou o caminho, a verdade e a vida. Ninguém chega ao pai senão por mim". Esse é um trecho muito famoso da Bíblia, mas pouca gente consegue crer e viver nisso.

Estudo intensamente a Bíblia e tudo o que aprendo coloco em prática, mesmo que as pessoas digam que é loucura, que a Bíblia é algo obsoleto ou arcaico. Pois descobri que de obsoleto não tem nada e que seus ensinamentos são contemporâneos e reais.

Sou mestre reiki há uns poucos anos e muita coisa aconteceu então, para dizer a verdade muita coisa interessante aconteceu desde o meu nível II. Mas após conhecer a Bíblia tudo passou a ter sentido em minha vida. E por meio dela compreendi o porquê do funcionamento do reiki e como ele atua. Com a Bíblia podemos comprovar que o mundo espiritual existe e saber que um terço dos anjos do céu se rebelou contra Deus e eles trabalham para nossa destruição; são chamados agora de demônios.

INTRODUÇÃO

O reiki, assim como muitas outras técnicas holísticas, necessita de um ritual de iniciação por meio do qual acontece um pacto entre o aluno, o mestre e o mundo espiritual. Infelizmente, esse pacto, segundo a Bíblia, não tem um poder concreto e só será construtivo se quem o recebe o recebe com fé e pureza de coração. O problema dessas iniciações é que tudo o que você ganha, com o tempo, você pode perder e com juros, pois tudo o que lhe é dado depois é cobrado. Tudo o que recebemos tem de ser posto em prática para que possamos ganhar mais. Se não usamos nos será tirado, até mesmo o pouco que temos.

Mateus 25

14 Pois será como um homem que, ausentando-se do país, chamou os seus servos e lhes confiou os seus bens.

15 A um deu cinco talentos, a outro, dois e a outro, um, a cada um segundo a sua própria capacidade; e, então, partiu.

16 O que recebera cinco talentos saiu imediatamente a negociar com eles e ganhou outros cinco.

17 Do mesmo modo, o que recebera dois ganhou outros dois.

18 Mas o que recebera um, saindo, abriu uma cova e escondeu o dinheiro do seu senhor.

19 Depois de muito tempo, voltou o senhor daqueles servos e ajustou contas com eles.

20 Então, aproximando-se o que recebera cinco talentos, entregou outros cinco, dizendo: Senhor, confiaste-me cinco talentos; eis aqui outros cinco talentos que ganhei.

21 Disse-lhe o senhor: Muito bem, servo bom e fiel; foste fiel no pouco, sobre o muito te colocarei; entra no gozo do teu senhor.

22 E, aproximando-se também o que recebera dois talentos, disse: Senhor, dois talentos me confiaste; aqui tens outros dois que ganhei.

23 Disse-lhe o senhor: Muito bem, servo bom e fiel; foste fiel no pouco, sobre o muito te colocarei; entra no gozo do teu senhor.

24 Chegando, por fim, o que recebera um talento, disse: Senhor, sabendo que és homem severo, que ceifas onde não semeaste e ajuntas onde não espalhaste,

25 receoso, escondi na terra o teu talento; aqui tens o que é teu.

26 Respondeu-lhe, porém, o senhor: Servo mau e negligente, sabias que ceifo onde não semeei e ajunto onde não espalhei?

27 Cumpria, portanto, que entregasses o meu dinheiro aos banqueiros, e eu, ao voltar, receberia com juros o que é meu.

28 Tirai-lhe, pois, o talento e dai-o ao que tem dez.

29 Porque a todo o que tem se lhe dará, e terá em abundância; mas ao que não tem, até o que tem lhe será tirado.

30 E o servo inútil, lançai-o para fora, nas trevas. Ali haverá choro e ranger de dentes.

Quando você recebe um ritual ou qualquer outra responsabilidade, tem de saber o que está recebendo e para que isso servirá para você e os outros. Um bem só é bem-vindo se for construtivo e para o bem de todos. Você se imagina assinando um contrato que tem repercussão para o resto da sua vida onde você não pode ler todas as cláusulas? Pois bem, é isso o que acontece com quem faz iniciações e pactos com o mundo espiritual ligado às artes ocultas e holísticas sem saber para que serve e o que fazer com isso.

Neste livro vou descrever todos os símbolos reiki e como fazer as iniciações de cada nível. Vou fazer isso simplesmente porque quero que quem o leia saiba tudo o que acontece no mundo do reiki, e os mestres que me condenarem não terão o que dizer sobre mistérios, pois revelarei tudo.

Quero afirmar desde já que o reiki é um pacto santo, no sentido de que quem o realiza tem algo de sagrado, mas é somente um caminho que se percorre para quem busca algo espiritual. Não é necessário um mestre para lhe colocar neste caminho, mas somente um coração puro e boa intenção. Desafio qualquer mestre reiki a me provar o contrário. Então, aos mestres que leem isso já digo com verdade que não adianta colocar meu nome em caixas, repetir mantras ou tentar me bloquear, pois à minha frente está um Deus que sempre me protege para um bem comum.

João 16

33 Tenho-vos dito estas coisas, para que em mim tenhais paz. No mundo tereis tribulações; mas tende bom ânimo, eu venci o mundo.

I João 4

4 Filhinhos, vós sois de Deus, e já os tendes vencido; porque maior é aquele que está em vós do que aquele que está no mundo.

INTRODUÇÃO

Quando descrever os símbolos, mantras e rituais vou expô-los como você ouviria ao pagar para um mestre em reiki fazer em você. Mas não concordo que os símbolos tenham poder em Deus, que as repetições dos mantras façam algo no mundo de Deus e que a prática do reiki seja algo cristão. Vou repetir para vocês, leitores, que estou escrevendo este livro só para quebrar o mistério existente no mestrado reiki, e que nenhum mestre diga que escondi algo de alguém com a desculpa de que vocês tenham que estudar com eles. Em caso de quaisquer dúvidas, podem me contatar pelo meu e-mail no fim do livro.

O texto em destaque é a referência da Bíblia que achei interessante citar para embasar meus argumentos sobre a teoria reiki segundo um cristão.

Desde o começo de meus estudos na arte reiki percebi que é tudo muito envolto em mistério e ocultismo. Isso é muito comum em práticas de cura não ortodoxa. Isso é um fato tão interessante que já cheguei a ser professor em uma escola holística, e ninguém sabia que eu era mestre reiki.

Durante muitos anos estudando medicina energética me cansei de teorias infundadas e baseadas no achismo de autointitulados mestres em alguma coisa.

Dentro do kung fu é comum ouvirmos falar de professor que perfura árvores com os dedos, ou que quem pratica

Qi Gong consegue olhar dentro da gestante e ver o sexo do bebê a olho nu. Enfim, nunca vi esse tal professor ou mestre na minha frente.

Visitei o templo Shaolin, na China, e vi uma demonstração de controle de *qi* (energia) e só o que vi foram truques baratos, e nada de especiais.

Só escutei lendas e histórias fantásticas para alimentar a esperança e a inocência de pessoas que sonham em curas milagrosas.

Na Bíblia podemos ter um chão sobre o mundo espiritual de forma que não haja contradição e uma vivência concreta de suas promessas. Fora da palavra de Deus o retorno de nossos esforços é em vão e sempre nos deparamos com um caminho sem fim, onde nunca conseguimos as respostas concretas e, ao final, a única coisa que conseguimos é outra pergunta mais complexa.

Espero, com este livro, ensinar a todos os interessados em reiki de uma forma simples e direta e passando todos os seus estudos mais importantes para praticar o reiki em si mesmos e nos outros. Tudo isso, sem mistérios ou perguntas sem respostas.

Se o reiki é uma técnica natural de cura onde não existe um custo físico para ensiná-lo, então, seu alto custo para aprender me deixou meio indignado. Falei a mim mesmo que quando me tornasse mestre em reiki, ensinaria e tornaria outros em mestre reiki sem cobrar por isso em rituais.

Ora, não podemos vender o que nos é dado pela graça nem vender aquilo que não nos pertence. Então, por que haveria de comprar ou vender o reiki por meio de iniciações? E, ainda por cima, por preços exorbitantes? O dinheiro é bom para o que lhe é devido, mas não para comercializarmos o que é de Deus. Não façamos comércio na casa do Pai.

Mateus 22

21 Dizem-lhe eles: De César. Então ele lhes disse: Dai pois a César o que é de César, e a Deus o que é de Deus.

João 2

16 E disse aos que vendiam pombos: Tirai daqui estes, e não façais da casa de meu Pai casa de venda.

17 E os seus discípulos lembraram-se do que está escrito: O zelo da tua casa me devorou.

Atos 8

18 E Simão, vendo que pela imposição das mãos dos apóstolos era dado o Espírito Santo, lhes ofereceu dinheiro,

19 Dizendo: Dai-me também a mim esse poder, para que aquele sobre quem eu puser as mãos receba o Espírito Santo.

20 Mas disse-lhe Pedro: O teu dinheiro seja contigo para perdição, pois cuidaste que o dom de Deus se alcança por dinheiro.

21 Tu não tens parte nem sorte nesta palavra, porque o teu coração não é reto diante de Deus.

22 Arrepende-te, pois, dessa tua iniquidade, e ora a Deus, para que porventura te seja perdoado o pensamento do teu coração.

Este livro é uma contribuição para acabar com o conceito de nova era e clarear o que já é sabido há quase 2 mil anos.

O reiki, assim como o batismo, são pactos que fazemos no mundo espiritual, porém com partes bem diferentes. Posso citar dentro da Bíblia muitas pessoas ou povos que tem poder com pactos com o que não vem de Deus e sim do mundo, mas isso seria para outro livro.

Quero repetir que o reiki tem poder sim, mas precisa ser compreendido, senão suas consequências serão em médio e longo prazos desastrosas. Pergunte a qualquer mestre por que não podemos fazer iniciação ao nível III direto. Ele lhe dirá que você não aguentaria a quantidade de energia e teria sérios problemas. Ora, que tipo de energia é essa que se ganho demais me fará mal? E não tem desculpa de que é necessário tempo para adaptar a canalização, pois a energia do reiki é dita apolar, ou seja, não tem polaridade e não traz desequilíbrio, e sim somente equilíbrio. Senão haveria um critério de aplicação de reiki em doentes, ou o doente não suportaria a energia de cura do reiki. E isso não existe!

Um pacto interessante que temos já no começo da Bíblia foi com o faraó que não queria libertar os hebreus da escravidão e pedia aos sacerdotes que impedissem isso. Muitos milagres o faraó também conseguiu fazer com seus sacerdotes, como transformar os bastões em serpentes, mas a serpente de Moisés a todas venceu, pois provinha de Deus.

Outro pacto é o de Abraão quando Deus fez a promessa de lhe dar um filho com sua esposa Sara já de muita idade, e esse filho seria o primeiro de sua descendência que seria tão numerosa como as estrelas do céu. Mas em desobediência a Deus, teve, com permissão de sua esposa, um filho com Agar, que era sua escrava, e esse filho dito ilegítimo trouxe uma descendência que trava guerras até hoje.

Qual poder você quer viver? O poder de Deus ou o poder do inimigo?

De antemão, peço misericórdia aos que criei problemas ou desavenças, mas foi isso o que me motivou a continuar.

Lucas 14

26 Se alguém vier a mim, e não aborrecer a pai e mãe, a mulher e filhos, a irmãos e irmãs, e ainda também à própria vida, não pode ser meu discípulo.

27 Quem não leva a sua cruz e não me segue, não pode ser meu discípulo.

Reiki

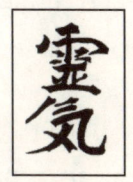

O PORQUÊ DESTE LIVRO

O reiki é ainda uma técnica secreta em que poucas pessoas conseguem terminar seus estudos! Ou pelo alto preço que é cobrado nos níveis ou pelos empecilhos que o mestre põe para o aluno continuar seus estudos, como muito tempo de estudo ou pré-requisitos para o próximo nível.

Novamente digo que estou ensinando todo o reiki não somente para o praticarem, mas também para quebrar o mistério que existe no mestrado em reiki, e que nenhum mestre diga que escondi algo, e assim tenha que estudar com eles para aprender algo diferente ou o grande segredo. Torno a frisar que minha linguagem e modo de escrever são como se o reiki fosse algo consagrado em Deus, pois escrevo do modo que vocês ouviriam em um curso real de reiki.

Quero neste livro trazer o conhecimento do reiki para a luz e que toda a verdade seja revelada sem mistérios ou ocultismo.

Fui alertado que este livro poderia gerar raiva a alguns mestres em reiki, mas meus alvos não são esses, e sim os que amam a luz.

João 3

19 E a condenação é esta: Que a luz veio ao mundo, e os homens amaram mais as trevas do que a luz, porque as suas obras eram más.

20 Porque todo aquele que faz o mal odeia a luz, e não vem para a luz, para que as suas obras não sejam reprovadas.

21 Mas quem pratica a verdade vem para a luz, a fim de que as suas obras sejam manifestas, porque são feitas em Deus.

PRINCÍPIOS DO REIKI

1 – SÓ POR HOJE, NÃO SE PREOCUPE.

2 – SÓ POR HOJE, NÃO SE IRRITE.

3 – SÓ POR HOJE, SEJA GRATO ÀS BÊNÇÃOS QUE RECEBE.

4 – HOJE E SEMPRE, GANHE SEU PÃO DIÁRIO HONESTAMENTE.

5 – HOJE E SEMPRE, MOSTRE GRATIDÃO PARA COM TODOS OS SERES VIVOS.

E lhe digo que o maior princípio que pode existir é o amor. Só o amor pode salvar. Dizem que o próprio Mikao Usui (criador do reiki) relatou que se as pessoas não procurarem a felicidade, nada pode ser feito por elas. E só conseguimos a felicidade por meio do perdão que vem do amor verdadeiro.

1 Coríntios 13

1 Ainda que eu falasse as línguas dos homens e dos anjos, e não tivesse amor, seria como o metal que soa ou como o sino que tine.

2 E ainda que tivesse o dom de profecia, e conhecesse todos os mistérios e toda a ciência, e ainda que tivesse toda a fé, de maneira tal que transportasse os montes, e não tivesse amor, nada seria.

3 E ainda que distribuísse toda a minha fortuna para sustento dos pobres, e ainda que entregasse o meu corpo para ser queimado, e não tivesse amor, nada disso me aproveitaria.

4 O amor é sofredor, é benigno; o amor não é invejoso; o amor não trata com leviandade, não se ensoberbece.

5 Não se porta com indecência, não busca os seus interesses, não se irrita, não suspeita mal;

6 Não folga com a injustiça, mas folga com a verdade;

7 Tudo sofre, tudo crê, tudo espera, tudo suporta.

8 O amor nunca falha; mas havendo profecias, serão aniquiladas; havendo línguas, cessarão; havendo ciência, desaparecerá;

9 Porque, em parte, conhecemos, e em parte profetizamos;

10 Mas, quando vier o que é perfeito, então o que o é em parte será aniquilado.

11 Quando eu era menino, falava como menino, sentia como menino, discorria como menino, mas, logo que cheguei a ser homem, acabei com as coisas de menino.

12 Porque agora vemos por espelho em enigma, mas então veremos face a face; agora conheço em parte, mas então conhecerei como também sou conhecido.

13 Agora, pois, permanecem a fé, a esperança e o amor, estes três, mas o maior destes é o amor.

Jesus, quando pregou, disse que o maior de todos os mandamentos é o amor.

João 15

12 O meu mandamento é este: Que vos ameis uns aos outros, assim como eu vos amei.

13 Ninguém tem maior amor do que este, de dar alguém a sua vida pelos seus amigos.

O QUE É A ENERGIA REIKI? DE ONDE VEM?

O reiki é uma técnica de cura natural em que o terapeuta, usando somente a palma das mãos em imposições sobre o paciente, promove a cura fisiológica e energética. Acredita-se que a energia que sai das mãos do reikiano é uma energia refinada, chamada *qi* ou prana, é possível de ser emanada graças à abertura de centros energéticos feita por um mestre reiki.

A energia viria do céu e desceria pelo topo da cabeça, passando pelo corpo e saindo pelo centro da palma das mãos. A mesma energia poderia ser potencializada e projetada pelo espaço e tempo, quando associada a mantras (sons) e yantras (símbolos). Essa combinação de técnicas possibilitaria cura a distância e atemporal sobre um paciente ou fato.

O ideograma da palavra reiki significa energia que vem do céu aos homens como uma chuva. Torno a dizer que o problema de se trabalhar com ideogramas é que se dá margem a muitas interpretações pessoais. Alguns autores colocam que essa chuva vem do céu porque é algo sagrado, outros porque a energia é abundante, outros creem que é a energia que dá vida aos homens, entre muitas outras teorias.

O reikiano acredita que, após o ritual de abertura do ponto superior da cabeça, sai energia do centro das mãos da pessoa. Essa energia antes não circulante passa agora a brotar como um manancial que tem a capacidade de curar, e quanto maior o seu nível, maior a quantidade de energia que flui de você.

O poder que passa por Jesus nas suas curas é algo natural ao que tem fé; independentemente do nível de iniciação ou compreensão que o terapeuta tenha, o que cura o enfermo é sua fé.

Marcos 5

25 E estava ali certa mulher que havia 12 anos vinha sofrendo de hemorragia.

26 Ela padecera muito sob o cuidado de vários médicos e gastara tudo o que tinha, mas, em vez de melhorar, piorava.

27 Quando ouviu falar de Jesus, chegou por trás dele, no meio da multidão, e tocou em seu manto,

28 porque pensava: "Se eu tão somente tocar em seu manto, ficarei curada".

29 Imediatamente cessou sua hemorragia e ela sentiu em seu corpo que estava livre do seu sofrimento.

30 No mesmo instante, Jesus percebeu que dele havia saído poder, virou-se para a multidão e perguntou: "Quem tocou em meu manto?"

31 Responderam os seus discípulos: "Vês a multidão aglomerada ao teu redor e ainda perguntas: 'Quem tocou em mim?'"

32 Mas Jesus continuou olhando ao seu redor para ver quem tinha feito aquilo.

33 Então a mulher, sabendo o que lhe tinha acontecido, aproximou-se, prostrou-se aos seus pés e, tremendo de medo, contou-lhe toda a verdade.

34 Então ele lhe disse: "Filha, a sua fé a curou! Vá em paz e fique livre do seu sofrimento".

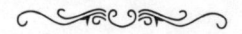

~~~

É comum na cultura holística acreditar que quanto mais se purifica o ser mais energia pode-se pegar, e assim podemos evoluir mais que os outros. É como se fosse um treino de academia: quanto mais peso se pega, mais peso poderá pegar no próximo treino. Se você ficar um tempo sem treinar, perderá a capacidade de levantar as cargas pesadas que conseguia anteriormente.

Isso é muito cultuado no reiki em virtude dos níveis de reiki, em que se acredita que quanto mais níveis você tenha, mais poderoso fica ou mais energia reiki pode administrar. Daí a frustração de um iniciado nível I próximo a um mestre reiki. Assim também como no qi gong, tai chi chuan, zen e tantos outros.

Mas lhe digo que o verdadeiro poder vem do Senhor. Você pode treinar e se dedicar o quanto quiser, mas a verdade é que o grande poder vem daquele que se coloca como o mais humilde.

Mateus 18

1 Naquela mesma hora chegaram os discípulos ao pé de Jesus, dizendo: Quem é o maior no reino dos céus?

2 E Jesus, chamando um menino, o pôs no meio deles,

3 E disse: Em verdade vos digo que, se não vos converterdes e não vos fizerdes como meninos, de modo algum entrareis no reino dos céus.

4 Portanto, aquele que se tornar humilde como este menino, esse é o maior no reino dos céus.

5 E qualquer que receber em meu nome um menino, tal como este, a mim me recebe.

Lucas 22

24 E houve também entre eles contenda, sobre qual deles parecia ser o maior.

25 E ele lhes disse: Os reis dos gentios dominam sobre eles, e os que têm autoridade sobre eles são chamados benfeitores.

26 Mas não sereis vós assim; antes o maior entre vós seja como o menor; e quem governa como quem serve.

27 Pois qual é maior: quem está à mesa, ou quem serve? Porventura não é quem está à mesa? Eu, porém, entre vós sou como aquele que serve.

Isaías 42

8 Eu sou o Senhor; este é o meu nome! Não darei a outro a minha glória nem a imagens o meu louvor.

⁕⁕⁕

Por que tem pessoas com o dom de cura? O que é realmente essa capacidade divina? Lembremos que tudo que nos é dado antes vem do alto. Isso é humildade! Toda nossa conquista não tem mérito verdadeiro já que nossas forças e vontades nos são dadas pelo Pai. Temos que pedir e nos será dado, mas não esqueçamos que nos foi dado.

João 3

27 João respondeu, e disse: O homem não pode receber coisa alguma, se não lhe for dada do céu.

Tiago 4

2 Cobiçais, e nada tendes; matais, e sois invejosos, e nada podeis alcançar; combateis e guerreais, e nada tendes, porque não pedis.

3 *Pedis, e não recebeis, porque pedis mal, para o gastardes em vossos deleites.*

Acredito que durante o processo de 21 dias (veremos isso mais adiante) a pessoa, por se dedicar de coração e em súplica, pode receber o dom do Espírito Santo, mas não que isso tenha sido dado graças ao mestre reiki que o iniciou.

Atos 8

15 *Os quais, tendo descido, oraram por eles para que recebessem o Espírito Santo.*

16 *(Porque sobre nenhum deles tinha ainda descido; mas somente eram batizados em nome do Senhor Jesus).*

17 *Então lhes impuseram as mãos, e receberam o Espírito Santo.*

Atos 19

5 *E os que ouviram foram batizados em nome do Senhor Jesus.*

6 *E, impondo-lhes Paulo as mãos, veio sobre eles o Espírito Santo; e falavam línguas, e profetizavam.*

SIMBOLOGIA REIKI

De acordo com cada nível em reiki o iniciado recebe o ensinamento de como usar símbolos sagrados. Cada símbolo tem uma função específica e propriedade de ação. Com esses símbolos acredita-se que possamos, graças a eles, potencializar a cura sobre alguém, tratar alguém a distância, tratar multidões, lugares, situações, independentemente se estão ocorrendo, se já ocorreram, ou evitar até que ocorram.

O reikiano, sem os símbolos, fica fadado a tratar somente pessoas com o toque físico e presencialmente. Mas o que sempre me chamou a atenção nesses símbolos (quando eu ainda não era mestre em reiki nem cristão) é descobrir como eles funcionam. Por que somente depois de uma iniciação é que conseguimos fazer tais proezas?

O pacto que as pessoas fazem num ritual reiki abre as portas para que possa mais facilmente agir sobre o mundo espiritual sobre o domínio de um símbolo (ou podemos associar a um espírito, entidade, anjo, etc.). Infelizmente as consequências nem sempre saem como a gente quer, porque só conseguimos ver parte da situação, não o todo. Nesse processo acabamos metendo os pés pelas mãos. O ideal é deixar o espírito de Deus agir e, assim, verdadeiramente beneficiar a todos.

Alguns dizem que os símbolos são imagens que ajudam a canalizar energia com um determinado propósito, mas agir dessa maneira não é dar crédito ao símbolo? Onde fica Deus nisso? Ele precisa de nossa intervenção e uso de imagens para manifestar seu poder? Para mim fica claro que não passa de idolatria de imagens.

Os símbolos do reiki são sagrados ou uma profanação? Podemos considerar os símbolos do reiki como imagem sagrada com poder de realizar algo? Afinal, ao fazermos os símbolos com a mente ou com a mão ao ar, ou até mesmo tê-los em impressos para proteger algum lugar, não é uma forma de veneração ou fé?

Sabemos que feitiçaria é um pacto que une a intenção (pensamento), oferenda (velas, frutos, flores, sangue) e ação (vocalização, como leitura de simpatias, mantras, mudras ou yantras).

Deuteronômio 29

17 Vocês viram nelas as suas imagens e os seus ídolos detestáveis, feitos de madeira, de pedra, de prata e de ouro.

1 Samuel 7

3 E Samuel disse a toda a nação de Israel: "Se vocês querem voltar-se para o Senhor de todo o coração, livrem-se então dos deuses estrangeiros e das imagens de Astarote, consagrem-se ao Senhor e prestem culto somente a ele, e ele os libertará das mãos dos filisteus".

1 Samuel 15

23 Pois a rebeldia é como o pecado da feitiçaria; a arrogância, como o mal da idolatria. Assim como você rejeitou a palavra do Senhor, ele o rejeitou como rei.

2 Reis 9

22 Quando Jorão viu Jeú, perguntou: "Você vem em paz, Jeú?" Jeú respondeu: "Como pode haver paz, enquanto continuam toda a idolatria e as feitiçarias de sua mãe, Jezabel?"

Salmos 97

7 Ficam decepcionados todos os que adoram imagens e se vangloriam de ídolos. Prostram-se diante dele todos os deuses!

Isaías 41

29 Veja, são todos falsos! Seus feitos são nulos; suas imagens fundidas não passam de um sopro e de uma nulidade!

~~~~~~

E o que eu mais gosto é deste:

Baruk 6

7 A língua desses deuses é polida por um artista. Mas, apesar de dourados e prateados, são falsos e incapazes de falar.

8 Como se fora para uma donzela apaixonada por enfeites, eles pegam ouro,

9 e confeccionam coroas para serem colocadas nas cabeças de suas divindades. Acontece, até, que os sacerdotes roubam o ouro e a prata para utilizá-los em proveito próprio,

10 ou para presentear prostitutas que mantêm em suas casas. Eles ataviam com lindas vestes, como se fossem homens (esses deuses) de prata, de ouro ou madeira,

11 enquanto estes nem mesmo são capazes de defender-se contra a ferrugem e os vermes. Vestem-nos de púrpura;

12 precisam, porém, tirar-lhes do rosto a poeira que neles se acumula.

SIMBOLOGIA REIKI

13 Possui o deus um cetro como se fora governador de província; mas é incapaz de condenar à morte aqueles que contra ele se rebelam.

14 Ostenta na mão o machado e a espada, mas nem pode garantir-se contra um inimigo ou um ladrão. E disto se pode concluir que não são deuses. Não tendes por que temê-los.

Isaías 42

8 "Eu sou o Senhor; este é o meu nome! Não darei a outro a minha glória nem a imagens o meu louvor.

~~~~~~~

Os ideogramas japoneses despertam em nós, ocidentais, fascínio e admiração pela grande dificuldade de entendermos seus significados e sua lógica de leitura. O problema de usar símbolos que na verdade são letras japonesas como fonte de energia e poder é que seus escritos podem significar ou representar, como veremos nos símbolos reiki, animais, pessoas, fenômenos da natureza e planos espirituais.

Ora, se usamos as mãos e fazemos os símbolos como fé em que é o uso dos símbolos a fonte de poder do ato reiki, então está crendo que isso tem poder. E sabemos que toda fonte de poder vem de Deus, e não do mundo e suas formas.

Deuteronômio 4

16 Para que não vos corrompais, e vos façais alguma imagem esculpida na forma de qualquer figura, semelhança de homem ou mulher;

17 Figura de algum animal que haja na terra; figura de alguma ave alada que voa pelos céus;

18 Figura de algum animal que se arrasta sobre a terra; figura de algum peixe que esteja nas águas debaixo da terra;

19 Que não levantes os teus olhos aos céus e vejas o sol, e a lua, e as estrelas, todo o exército dos céus; e sejas impelido a que te inclines perante eles, e sirvas àqueles que o SENHOR teu Deus repartiu a todos os povos debaixo de todos os céus.

~~~~~~

Para mim, trata-se de uma forma de idolatria, pois os reikianos respeitam os símbolos e os iniciados não revelam os segredos a ninguém com a ideia de que usarão os símbolos de forma errada ou que os símbolos não terão efeito nelas, já que elas não estão na vibração ou altura de tal poder, ou não tiveram o rito de passagem. Concordo com isso em parte, já que está escrito em Mateus, 13, o seguinte:

Mateus 13

14 E neles se cumpre a profecia de Isaías, que diz: Ouvindo, ouvireis, mas não compreendereis, E, vendo, vereis, mas não percebereis.

～～～❦～～～

Discordo no que diz respeito que uma coisa é ter acesso à informação e não compreender, outra coisa é não dar acesso à informação dizendo que ela não será compreendida. Dê-lhe a chance então.

Vou mostrar agora todos os símbolos do reiki tradicional de Mikao Usui. Existem outros tipos de reiki que utilizam símbolos diferentes, mas não se esqueçam de que os ditos símbolos místicos nada mais são que as escritas de outra cultura. Antigamente a missa era feita em latim, por se acreditar que o som original da palavra tinha poder maior na oração; sabemos que isso não muda em nada os feitos e milagres de Deus. O poder vem da palavra de Deus, não da boca dos homens.

Mateus 5

18 Porque em verdade vos digo que, até que o céu e a terra passem, nem um jota ou um til se omitirá da lei, sem que tudo seja cumprido.

1 Coríntios 14

1 Segui o amor, e procurai com zelo os dons espirituais, mas principalmente o de profetizar.

2 Porque o que fala em língua desconhecida não fala aos homens, senão a Deus; porque ninguém o entende, e em espírito fala mistérios.

3 Mas o que profetiza fala aos homens, para edificação, exortação e consolação.

4 O que fala em língua desconhecida edifica-se a si mesmo, mas o que profetiza edifica a igreja.

5 E eu quero que todos vós faleis em línguas, mas muito mais que profetizeis; porque o que profetiza é maior do que o que fala em línguas, a não ser que também interprete para que a igreja receba edificação.

Isso pode ser visto em Pentecostes, em que as pessoas de línguas diferentes puderam entender o que as outras falavam. Portanto, não lhe vanglorie por saber palavras ocultas, mas fale abertamente para que todos entendam.

Atos 2

2 E de repente veio do céu um som, como de um vento veemente e impetuoso, e encheu toda a casa em que estavam assentados.

3 E foram vistas por eles línguas repartidas, como que de fogo, as quais pousaram sobre cada um deles.

4 E todos foram cheios do Espírito Santo, e começaram a falar noutras línguas, conforme o Espírito Santo lhes concedia que falassem.

5 E em Jerusalém estavam habitando judeus, homens religiosos, de todas as nações que estão debaixo do céu.

6 E, quando aquele som ocorreu, ajuntou-se uma multidão, e estava confusa, porque cada um os ouvia falar na sua própria língua.

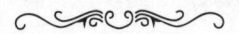

～～～

A palavra que o reikiano deveria pronunciar durante a sessão reiki é a do Senhor, e não símbolos e palavras estranhas para os que o ouvem.

Atos 2

21 E acontecerá que todo aquele que invocar o nome do Senhor será salvo.

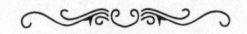

SÍMBOLOS REIKI

Ao explicar os símbolos agora, não se esqueçam de que falarei como um mestre falaria em um curso de iniciação em reiki. Novamente friso que abomino todo o poder que provém deles, porque não vem de Deus.

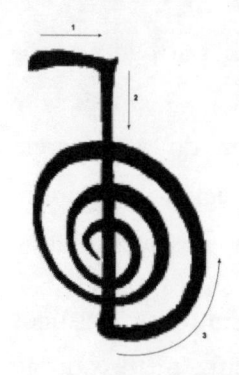

Chokurei (tratamento físico)

É o primeiro símbolo a ser ensinado. Quando impuser as mãos sobre o ponto, pode-se fazer o símbolo simplesmente com a mente ou desenhá-lo no ar com a ponta dos dedos. Este símbolo é usado para trabalhar o nível físico da pessoa ou para fixar o tratamento. Eu pessoalmente acho que esse símbolo lembra uma bobina, se observado tridimensionalmente. Para quem não sabe, uma bobina serve para criar um campo magnético. Por isso o símbolo tem três voltas, para dar a ideia de muitos e, por intenção, poderíamos imaginar várias mais, como se realmente criássemos uma bobina energética reiki.

Você pode fazer o símbolo com a intenção de curar partes puramente físicas do seu paciente, como um machucado, entorse, ferida, fratura (pelo amor de Deus, devidamente acompanhado por um médico), dores localizadas no corpo, etc.

Pode-se também, após o tratamento, finalizar fazendo o símbolo como uma forma de criar um campo magnético que vá continuando o tratamento mesmo após a sessão.

O símbolo deve ser feito e entoado três vezes, dizendo *chokurei, chokurei, chokurei*. A entoação pode ser feita apenas mentalmente também.

Como a origem da palavra é japonesa, em português a pronúncia seria *tcho cu rei*. O som do *tcho* é igual ao tchá de tchá tchá tchá. E o som do "r" do rei é igual ao som do "r" de careta ou picareta, não o som do 'r' de recado ou registro. O japonês não tem a pronúncia do "r" assoprado como o nosso português.

É comum também acharmos em consultórios holísticos ou casas esse símbolo escondido atrás de um quadro ou ao lado de um bebedouro, com a ideia de purificação do local e escoamento de energias negativas.

Este é o símbolo mais comumente usado porque é, às vezes, ensinado já no nível I e porque é o nível mais barato de se fazer.

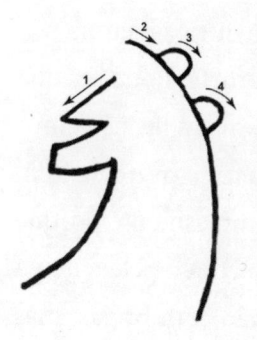

Sei He ki (tratamento emocional)

Este símbolo trabalha a parte emocional do ponto. O desenho lembra um dragão surgindo pela montanha e indo para o céu. Ele dá a ideia de algo poderoso escondido que vai aparecer e ser descoberto. Por isso é usado em momentos em que precisamos saber de algo oculto ou fazer aparecer a verdade sobre uma situação. É a chave que falta no quebra-cabeça de um tratamento ou situação.

Por exemplo, a pessoa pode ir tratar de uma pneumonia, já que os remédios não estão fazendo um efeito terapêutico tão esperado. Isso pode ser porque a pneumonia é um distúrbio psicossomático de origem emocional. O remédio trata o corpo, mas a depressão faz com que a doença retorne. Nesse caso, deve-se fazer o seiheki seguido pelo chokurei. Dessa maneira é sanado o trauma emocional do indivíduo e o chokurei sela, potencializa e perdura seu tratamento.

É muito comum o paciente manifestar emoções latentes ou reprimidas durante a sessão começando a chorar. Às vezes nem ele saber explicar o porquê do choro; baixar a pressão arterial, ficar irritado (muito mesmo), dar crise de pânico ou perder o controle emocional sem qualquer motivo. Nesse caso, continue impondo as mãos no ponto e deixe a emoção se manifestar. Normalmente após isso a doença somatizada não retorna mais.

Como normalmente não sabemos a origem da doença, podemos sempre usar o símbolo seiheki e chokurei para tratar qualquer coisa. Outro exemplo é uma pessoa que passa uma pomada para hidratar a pele e dá uma alergia forte. Pode ser que o problema não seja o medicamento em si, mas a ligação emocional que a pessoa tem com o motivo que a fez usar o remédio. Ela pode ter passado o creme hidratante simplesmente porque seu cônjuge lhe fez críticas sobre o cuidado com a pele e isso a deixou muito irritada, manifestando isso não com brigas, mas com a alergia irritativa de um simples creme natural.

É bem verdade que podemos observar uma melhora no quadro de vida do paciente, mas com minha prática de clínica você irá aprender que esses tratamentos resolvem paliativamente, pois mais tarde a doença volta de outra maneira e, infelizmente, com mais raiva e manifestações em mais campos da vida da pessoa. O interessante neste tipo de medicina é que às vezes ajudamos uma pessoa em um sintoma ou outro, mas não a livramos do verdadeiro mal, retornando sempre e sempre no seu consultório.

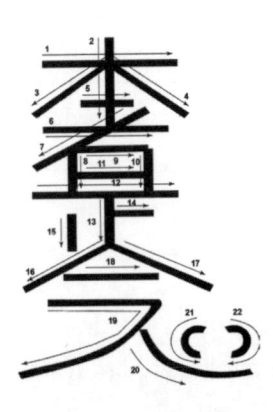

O que quero frisar é que sempre quero a salvação da pessoa e não uma medida paliativa temporal.

Hon sha ze sho nen (sem tempo e sem espaço)

Considero este símbolo o mais difícil sua tradução, em razão da complexidade dos seus traçados. A ideia é você fazer curas a distância e através do tempo. Há várias maneiras de trabalhar com ele; as mais comuns são por meio da técnica da redução ou do espelhamento.

Você pode pegar a foto de uma pessoa ou simplesmente o nome e, com as mãos, sobre eles fazer o símbolo honshazeshonen para criar um portão dimensional espaço-tempo para se conectar, como se o paciente estivesse realmente ali, independentemente da distância em que se encontra. Isso é útil para enviar energia reiki para pessoas hospitalizadas, presas ou com quem seja inviável o contato direto como brigas momentâneas. Após o uso do honshazeshonen, usa-se o seiheki e o chokurei para completar o tratamento.

A técnica da redução, ou holográfica, consiste em você imaginar a pessoa em tamanho reduzido até caber na palma da sua mão. Visualizar a pessoa de frente para você e, com um sopro, fazer o movimento com as mãos como se estivesse abaixando a proteção da pessoa para que a energia reiki possa entrar diretamente nela. Com as mãos em formato de concha, como se a estivesse segurando, fazer os três símbolos na sequência – honshazeshonen, seiheki e chokurei. Cinco a dez minutos após o término, fechar novamente a proteção astral da pessoa para que ela não fique desprotegida no campo astral.

A técnica da caixa é onde você armazena os seus pedidos, nome de pessoas e fotos para que você em uma única sessão possa fazer reiki em várias situações e pessoas diferentes ao mesmo tempo. A caixa também pode ser usada para fazer uma sequência de sessões com objetivos complexos e cheio de detalhes. Você fará a imposição somente na caixa, fazendo os três símbolos: honshazeshonen, seiheki e chokurei.

A técnica do joelho se dá impondo as mãos em um objeto, imaginando ser a pessoa alvo. É como se você imaginasse seu joelho sendo a cabeça da pessoa, e a região próxima à virilha os pés dela. Foçar a região correspondente ao seu objetivo e fazer os símbolos sempre na sequência – honshazeshonen, seiheki e chokurei.

A técnica do boneco é imaginar a pessoa alvo segurando um boneco ou outro objeto, como se esse objeto fosse a própria pessoa a quem você quer tratar. Impondo as mãos, sempre fazendo os símbolos, em todos os pontos que você colocaria na pessoa alvo. Faça a sequência dos símbolos – honshazeshonen, seiheki e chokurei, para que o tratamento a distância tenha efeito.

A cura a distância, segundo o evangelho, claramente não depende de símbolos místicos, ou pontos de energia específicos no corpo, ou, pior ainda, de um ritual de cura. O que cura é o uso da fé. Podemos no evangelho ler uma cura a distância muito interessante onde o autor sequer era terapeuta.

Mateus 8

5 E, entrando Jesus em Cafarnaum, chegou junto dele um centurião, rogando-lhe,

6 E dizendo: "Senhor, o meu criado jaz em casa, paralítico, e violentamente atormentado".

7 E Jesus lhe disse: Eu irei, e lhe darei saúde.

8 E o centurião, respondendo, disse: Senhor, não sou digno de que entres debaixo do meu telhado, mas dize somente uma palavra, e o meu criado há de sarar.

9 Pois também eu sou homem sob autoridade, e tenho soldados às minhas ordens; e digo a este: 'Vai', e ele vai; e a outro:', "Vem, e ele vem'; e ao meu criado: 'Faze isto, e ele o faz'".

10 E maravilhou-se Jesus, ouvindo isto, e disse aos que o seguiam: "Em verdade vos digo que nem mesmo em Israel encontrei tanta fé.

11 Mas eu vos digo que muitos virão do oriente e do ocidente, e assentar-se-ão à mesa com Abraão, e Isaque, e Jacó, no reino dos céus;

12 E os filhos do reino serão lançados nas trevas exteriores; ali haverá pranto e ranger de dentes".

13 Então disse Jesus ao centurião: "Vai, e como creste te seja feito". E naquela mesma hora o seu criado sarou.

Como podemos observar no texto, o centurião não era terapeuta nem praticante de medicina, e mesmo assim sua fé salvou o seu subalterno. O que o centurião conhecia era o entendimento das leis do exército, que por analogia poderiam ser empregadas no mundo espiritual e o respeito à submissão das ordens e autoridade do superior.

No versículo de Mateus, 8:10 vemos que de nada valem os graus de conhecimento ou números de iniciações que você receba, pois sem fé nada é feito. É uma tolice um mestre em reiki achar que tem um dom por ter tido a honra de ter sido iniciado.

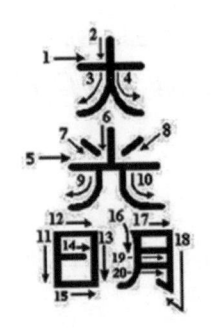

Dai Koo myo (grande luz do sol e da lua)

Significa grande (*dai*) luz (*koo*) do sol e da lua (*myo*). Este símbolo é usado para substituir os outros três. Em vez de você usar a sequência do honshazeshonen, seiheki e chokurei, pode usar somente o daikoomyo. O simbolismo da luz do sol e da luz também dá a ideia de que é a luz que brilha tanto de noite como de dia. Pode ser traduzido igualmente como iluminação.

Este símbolo é usado muito na sessão de autocura do terapeuta porque é utilizado somente no topo da cabeça por alguns instantes e deslizando as mãos três vezes, descendo pelo corpo, como se as mãos jogassem sutilmente a energia do topo da cabeça e essa descesse pelo corpo banhando-o em uma energia revigorante.

Este símbolo economiza muito tempo nas aplicações, já que se usa um em vez de três. A pessoa, por já ter a prática e o corpo purificado pelos graus anteriores, agora já está apta a usar este símbolo sagrado.

Este símbolo é usado para a cura de multidões e em lugares grandes. Você visualiza o local ou as pessoas (como plateia, escola, show, família reunida, etc.) e faz o daikoomyo. Se você estiver fazendo a cura a distância ou em outro tempo (como um acontecimento que já foi e gerou traumas no presente, ou quer evitar algo de ruim em determinada situação), faça antes o honshazeshonen para fazer a ligação espaço-tempo.

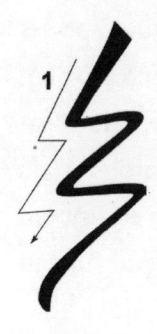

Raku (raio)

O raku é usado em duas situações. Uma é durante a iniciação em um mestre reiki formando outro mestre reiki (veja o seu uso na descrição do rito de iniciação em mestre), e a outra é para proteger ou separar o mestre do ambiente ou de outra pessoa.

O símbolo é, na verdade, o movimento com as mãos de cortar o ar de cima para baixo três vezes (o holístico acredita que, se disserem algo três vezes, isso se materializa no plano físico) e de frente ao umbigo (ideia de cortar o cordão umbilical ou ligação astral).

Tamarasha (pessoa fechada)

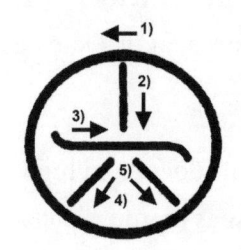

Este símbolo é ensinado somente no mestrado em reiki. Pelo menos no método de Mikao Usui. Nunca consegui uma tradução que explicasse o significado de seus traços, mas ao que me parece isso demonstra uma pessoa presa em um círculo fechado. Pode parecer exagero da minha parte, mas quando me foi ensinado este símbolo pela minha mestra, no mesmo instante eu visualizei uma pessoa em pé.

Acho muito interessante este símbolo já que é o último, pois não é um símbolo japonês, já que o ideograma japonês não contém traços circulares, muito menos um círculo tão bem definido assim. Se Mikao Usui era japonês e os ideogramas sagrados são escritos japoneses, de onde veio este símbolo? Já ouvi dizer que este símbolo tem sua origem egípcia e também que seria oriundo da cultura de Atlântida, que tem por função aumentar a intuição e a comunicação com Deus. Haja imaginação! Satiricamente, digo que não consigo encontrar no Google um conhecimento ou tirar uma dúvida de algo muito específico ou especializado, e esse pessoal consegue ter acesso a conhecimentos de uma nação que teria acabado há mais de 10 mimil anos. Só pode ser brincadeira!

Outros podem dizer que o símbolo é uma pessoa a salvo dentro de um círculo de proteção, mas por que já não ensinam isso no nível I? Então eu estava desprotegido até agora? Meio incoerente a meu ver.

Parece-me muito pertinente como último símbolo do reiki, que ele represente uma prisão à pessoa que o desenha. Ora, se eu recebi este símbolo e passo-o a outras pessoas, o que estou fazendo? Estou sendo aprisionado e aprisionando outras pessoas a esta ideia. Vejo como um pacto, já que recebo um dom em troca de outra coisa que ofereço. Bem, o que eu recebo é autorização ou permissão de abrir canais de energia em outras pessoas e, em troca, fico preso em um círculo fechado. O mestre é dito agora ser livre e não precisar de mais ninguém para desenvolver seu poder reiki, mas fica amarrado, encarcerado a algo que não é Deus.

É muita presunção achar que este símbolo é a única maneira de se conseguir uma abertura sagrada ao reino de Deus. Seria eu um sacerdote depois disso? Claro que não.

Hebreus 8

3 Porque todo o sumo sacerdote é constituído para oferecer dons e sacrifícios; por isso era necessário que este também tivesse alguma coisa que oferecer.

4 Ora, se ele estivesse na terra, nem tampouco sacerdote seria, havendo ainda sacerdotes que oferecem dons segundo a lei,

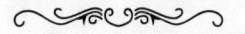

Pergunto-me para onde vou depois se estou ali dentro? Se alguém pensa diferente de mim ou conhece outra interpretação deste símbolo, estou aberto a sugestões. Sinceramente, peço que tentem se libertar de conceitos errôneos e crendices sem embasamento espiritual ou referência bibliográfica.

Aceitar algo só porque alguém disse sem questionar é tolice, pois não se esqueça que falar até papagaio fala, nem por isso vou seguir seus conselhos.

Seguir uma ideia somente porque alguém afirmou ter subido em uma montanha e diz que é assim e pronto é meio estranho a meu ver (que foi o que Mikao Usui fez). Se for para seguir algo, prefiro seguir a palavra de Deus, que é a Bíblia Sagrada e onde podemos ver a manifestação do Espírito Santo em nossas vidas. É interessante lembrarmo-nos da promessa de Deus de que teremos nossos anos de vida prolongados se formos fiéis a Ele. Os profetas que o seguiram morreram velhos e com saúde, já os líderes espirituais da atualidade, como Mikao Usui, tiverem uma morte violenta ou doença incurável. Pesquise e veja!

Provérbio 9

11 Porque por mim se multiplicam os teus dias, e anos de vida se te acrescentarão.

Sinto-me desobrigado de usar este símbolo e, em verdade, já iniciei pessoas sem ele, e mesmo os fervorosos que buscam algo maior obtêm os benefícios do reiki da mesma maneira. Não me sinto preso nem responsável pelas pessoas que já iniciei, uma vez que fomos todos libertados pelo sacrifício de Jesus.

Mateus 26

28 Porque isto é o meu sangue, o sangue do novo testamento, que é derramado por muitos, para remissão dos pecados

Se você realmente quer ser um mestre em reiki, abandone a vaidade de dominar símbolos e palavras; abandone o pecado de se julgar mais capacitado que os outros; abandone a ideia de desenvolvimento de poder. Arrependa-se do que foi e creia que o espírito de Deus é o que comanda sua vida e propicia a cura no coração das pessoas. Não caia na vaidade e pecados próprios da carne, mas viva do espírito.

João 3

6 O que é nascido da carne é carne, e o que é nascido do Espírito é espírito.

Mateus 26

41 Vigiai e orai, para que não entreis em tentação; na verdade, o espírito está pronto, mas a carne é fraca.

Gálatas 5

14 Pois toda a lei se cumpre numa só palavra, a saber: Amarás ao teu próximo como a ti mesmo.

15 Se vós, porém, vos mordeis e devorais uns aos outros, vede não vos consumais uns aos outros.

16 Digo, porém: Andai pelo Espírito, e não haveis de cumprir a cobiça da carne.

17 Porque a carne luta contra o Espírito, e o Espírito contra a carne; e estes se opõem um ao outro, para que não façais o que quereis.

18 Mas, se sois guiados pelo Espírito, não estais debaixo da lei.

19 Ora, as obras da carne são manifestas, as quais são: a prostituição, a impureza, a lascívia,

20 a idolatria, a feitiçaria, as inimizades, as contendas, os ciúmes, as iras, as facções, as dissensões, os partidos,

21 as invejas, as bebedices, as orgias, e coisas semelhantes a estas, contra as quais vos previno, como já antes vos preveni, que os que tais coisas praticam não herdarão o reino de Deus.

22 Mas o fruto do Espírito é: o amor, o gozo, a paz, a longanimidade, a benignidade, a bondade, a fidelidade.

23 a mansidão, o domínio próprio; contra estas coisas não há lei.

24 E os que são de Cristo Jesus crucificaram a carne com as suas paixões e concupiscências.

25 Se vivemos pelo Espírito, andemos também pelo Espírito.

26 Não nos tornemos vangloriosos, provocando-nos uns aos outros, invejando-nos uns aos outros.

O QUE É A INICIAÇÃO NO REIKI?

Como cristão repito que não é necessário nenhum ritual ou passagem para que possamos manifestar Deus em nossas vidas e na vida de outros. Mas vou escrever várias vezes o que seria a iniciação em reiki segundo um reikiano idólatra em símbolos e rituais.

A iniciação no reiki é primordial para que se consiga transferir a energia do céu através das mãos, pelo menos é o que se acredita. Digo-lhe que todos nós já somos mestres, mas nos esquecemos desse poder por causa de nossos corações impuros e cheios de pecados, como falta de fé, depreciação, falta de perseverança, autossugestão, entre tantos outros pecados que fazem mal somente a quem os tem, é que nos falha em usar o poder de Deus em nossas vidas.

Em Marcos, 16:16, está escrito que é necessário o batismo, ritual simbólico de iniciação a seguir Jesus. Mas o interessante dessa passagem é ser destacada a ideia de que quem não crer será condenado, mas não fala nada de quem não for batizado será condenado. Isso porque o batismo é um ato de demonstração pública que você se arrepende dos seus pecados e que, a partir daquele momento, você é um servo de Deus. Hoje, o batismo é o símbolo também da aceitação de Jesus como único salvador, mas o batismo não é essencial para que você siga a palavra de Deus, ou que a falta deste o faça inapto a realizar obras para Deus. Você pode seguir a Bíblia mesmo sem ser batizado. É só você ler e obedecer. O que importa, segundo esse trecho, é a fé e não o ritual em si.

Marcos 16

16 Quem crer e for batizado será salvo; mas quem não crer será condenado.

Diferentemente da iniciação reiki, em que o mestre reiki acredita que seu discípulo só poderá usar o poder dos símbolos se passar por uma iniciação de abertura de canais, o Evangelho nos mostra que o poder do Espírito Santo e a conexão com Deus são dados com Jesus no madeiro na hora de sua morte.

Nas passagens de um nível a outro no reiki, o mestre, por meio de símbolos em determinadas partes no corpo do aluno, vai abrindo os centros de energia, e assim ele é apto a usar a energia ou os símbolos depois disso. Sabemos que o canal que nos separava de Deus já foi rasgado e que agora já temos o contato com Deus para nos beneficiarmos dele, como curar com as mãos.

Mateus 27

50 E Jesus, clamando outra vez com grande voz, rendeu o espírito.

51 E eis que o véu do templo se rasgou em dois, de alto a baixo; e tremeu a terra, e fenderam-se as pedras;

Com fé podemos fazer o que quisermos. E a energia reiki não é muito diferente, não é uma pilha onde temos que somar níveis de iniciação para termos mais força ou potência de tratamento. Ou se tem ou não se tem.

Lucas 17

5 Os apóstolos disseram ao Senhor: "Aumenta a nossa fé!"

6 Ele respondeu: "Se vocês tiverem fé do tamanho de uma semente de mostarda, poderão dizer a esta amoreira: "Arranque-se e plante-se no mar", e ela lhes obedecerá.

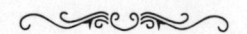

Entendo com essa passagem que se há fé com apenas uma fagulha de reiki (como somente o nível I), pode-se fazer maravilhas maiores do que lhe são prometidas num mestrado em reiki.

O reiki foi dividido em quatro níveis. Eu pessoalmente não gosto disso, pois dá a impressão ao iniciado de que ele é incapaz ou que tem um limite de ação em sua terapêutica. E isso é bem mentira, pois somente com o nível I, por exemplo, pode-se fazer tudo. Isso se o iniciado entender o significado da energia do céu, que é o amor, e de todo o seu coração se dedicar ao próximo.

Já vi muitos reikianos dizerem que tem somente o nível I e pode-se perceber certa vergonha ou timidez de terem parado seus estudos nesse nível. Ou dizerem que possuem somente o nível II e completa afirmando, "ah, mas faz tempo que não pratico e já não me lembro direito como faz determinado símbolo, por isso não o uso".

Você consegue imaginar uma pessoa de fé que seja terapeuta, que use o reiki inclusive nos seus tratamentos, dizer que não trata o dedo mínimo do pé esquerdo porque não aprendeu como fazer isso? Pois bem, quem tem fé, boa intenção e coloca o Espírito Santo de Deus à frente de si para operar maravilhas consegue tudo.

O QUE É A INICIAÇÃO NO REIKI?

Alguns mestres já ensinam o primeiro símbolo nessa fase, outros não. Eu não aprendi nenhum. Então, a meu ver tanto faz, mesmo porque, como já defendi anteriormente, os símbolos não têm poder nenhum se o praticante não tiver coração e intenção puros.

Como minha intenção é desmistificar o reiki, ou tirar dele o que não é sagrado segundo a palavra de Deus, vou explicar todo o protocolo dos níveis. Não levem isso a sério, é só para abrir o conhecimento oculto.

Lucas 12

2 Mas nada há encoberto que não haja de ser descoberto; nem oculto, que não haja de ser sabido.

O nível I é, para mim, o grau mais interessante de todos, pois após a iniciação o aprendiz tem que, durante 21 dias, todos os dias, por mais ou menos uma hora, fazer as imposições de mãos nos pontos preestabelecidos pelo professor. Acredito que a dedicação diária, com a fé embutida no treinamento dos 21 dias, é o ponto crucial da eficiência da técnica.

Mateus 21

22 E, tudo o que pedirdes na oração, crendo, o recebereis.

Durante minha vida passei por muitas iniciações, mas, sinceramente, nunca me dediquei tanto assim após um ato desses. O que me deu perseverança nessa prática – que, vamos confessar, é bem exaustiva, pois ficar parado por quase uma hora com as mãos praticamente paradas jogando energia no ponto acabamos ficando com muita dor e desconforto no corpo – foi minha companheira, que já era iniciada no nível I e me incentivou a praticar. Senão, sinceramente, não teria feito isso.

Acredito que a sensibilidade do reikiano seja a perseverança e a fé que coloca no ritual e fica nesse foco por pelo menos 21 dias. Quer dizer, ele sintoniza sua mente e seu corpo para ficarem sensíveis a qualquer estímulo que possa surgir durante esse processo. Como sensibilidade ao calor, sentir a emoção do paciente, entre tantas outras sensações que podemos testemunhar.

2 Coríntios 9

8 E Deus é poderoso para fazer abundar em vós toda a graça, a fim de que tendo sempre, em tudo, toda a suficiência, abundeis em toda a boa obra;

Cada indivíduo tem uma forma diferente de tratar, pois isso depende muito do seu estilo e aptidões naturais de cura. Cada um tem seu próprio dom e maneira de operar a vontade de Deus.

Durante meus anos como professor, por muitas vezes iniciei meus alunos em reiki sem eles saberem e eles, inocentemente, mais tarde, pagaram para ser iniciados. Após isso ouvi testemunhos de que agora eles podiam sentir a energia nas mãos. Ora, por que não sentiram antes? Provavelmente porque simplesmente se focaram nisso, e não porque foram consagrados por um símbolo secreto.

Já conheci iniciados que logo após a iniciação foram com seu mestre tomar uma cerveja para comemorar a nova fase da vida, e outros que foram advertidos por seu mestre que teriam de se abster de qualquer tipo de bebida, cigarro ou até mesmo de fazer sexo. Ao final, todos que se dedicaram e quiseram buscar a ajudar aos outros, conseguiram manifestar a energia dita reiki. Afinal, não importa quantos pecados que se faça, e sim o arrependimento deles.

Mateus 18

21 Então Pedro aproximou-se de Jesus e perguntou: "Senhor, quantas vezes deverei perdoar a meu irmão quando ele pecar contra mim? Até sete vezes?."

22 Jesus respondeu: "Eu digo a você: Não até sete, mas até setenta vezes sete.

Lucas 17

3 Tomem cuidado. "Se o seu irmão pecar, repreenda-o e, se ele se arrepender, perdoe-lhe.

4 Se pecar contra você sete vezes no dia, e sete vezes voltar a você e disser: 'Estou arrependido', perdoe-lhe."

Colossenses 3

13 Suportem-se uns aos outros e perdoem as queixas que tiverem uns contra os outros. Perdoem como o Senhor lhes perdoou.

1 João 1

9 Se confessarmos os nossos pecados, ele é fiel e justo para perdoar os nossos pecados e nos purificar de toda injustiça.

Existem mestres reiki que fazem iniciação a distância pela internet. Eu achei isso fantástico, pois os mestres mais antigos prezavam que a iniciação precisam ter o ambiente, a preparação, concentração, velas, música, etc., para poder fazer a iniciação. E, de repente, começa uma nova geração de mestres fazendo iniciações sem nada disso. Alguns vão dizer que é pela fé, outros dirão que é porque eles usam o símbolo de conexão espaço-tempo. Muito lógico dentro deste contexto.

Um experimento interessante que você pode fazer para pôr em prova seu poder de cura antes de realizar qualquer iniciação em reiki ou fazer o processo dos 21 dias é fazer o seguinte:

Compre duas rosas (ou qualquer flor que quiser) e as coloque em vasos diferentes, mas uma ao lado da outra recebendo a mesma quantidade de luz e ar. Marque um vaso com um sinal de positivo e o outro vaso com sinal de negativo. Durante alguns dias seguidos, durante uns três minutos, faça o seguinte: na flor marcada com positivo coloque suas mãos bem próximas a ela, como se estivesse fazendo reiki (e está mesmo), e com os olhos fechados pense em coisas boas e que o agradem, pensamentos que o façam feliz. Depois, onde na flor que está marcado negativo repita a mesma imposição de mãos, só que agora pense em coisas ruins e que o desagradem, como abortos, sangue, morte, dívidas e coisas assim. Após alguns dias veja como uma flor fica e a outra também.

Você vai verificar que a flor que você marcou como positiva vai ficar com sua beleza intacta. Algumas pessoas me relatam que a flor seca sem perder a cor e a forma, ou seja, nem chega a murchar. Já a flor que marcou como negativo vai morrer rapidamente, murchar e perder a cor. Isso é só para lhe mostrar que você tem o dom de dar a vida ou a morte de acordo com suas intenções e pensamentos através das mãos, independentemente de ter recebido uma iniciação ou não para isso.

A seguir, vou explicar o que é dado em cada nível do reiki, caso você queria praticar, de forma padrão só para alguém não falar que você não sabe o que está fazendo. A partir destes ensinamentos você poderá, inclusive, iniciar outras pessoas e ensinar o reiki como um mestre. Pois você terá o conhecimento e o poder para isso.

Volto a frisar que o ritual é apenas simbólico e que você não precisa dele para desenvolver a compaixão e o poder para ajudar outras pessoas. Deus tem o poder, não os símbolos de uma pessoa.

O PROCESSO DOS 21 DIAS

Esse processo é a primeira fase para um iniciado em reiki adquirir a capacidade de canalizar energia com as mãos. Após a primeira iniciação, durante 21 dias consecutivos o aluno deverá fazer a imposição das mãos no seu próprio corpo, em todos os pontos principais, o que é chamado de autoaplicação.

Esse processo é importante porque sintoniza o aluno com as energias sutis e melhora sua percepção em sentir o formigamento ou calor que o reiki proporciona a quem o pratica.

Durante esse tempo o aluno deve abster-se de bebidas alcoólicas, comidas pesadas ou qualquer excesso emocional, como balada, festas com músicas pesadas, para evitar estresse ou estímulo excessivo do sistema nervoso, atrapalhando assim seu contato com energias mais refinadas, que é o que ele mesmo se propôs a aperfeiçoar.

Passados os 21 dias o aluno está apto a aplicar reiki em outras pessoas e começar a atender quem ele quiser em processos de cura.

Mas por que 21 dias? É muito comum ouvirmos falar de processo de 21 dias em muitas escolas iniciáticas ou em processos de cura interna ou rituais espirituais.

Os 21 dias foram tirados do livro de Daniel, capítulo 10, onde o próprio Daniel faz um jejum das coisas do mundo para poder se interligar com Deus. A história diz que isso foi necessário para que o Arcanjo Miguel viesse e o livrasse do rei da Pérsia.

O jejum de Daniel é muito famoso no meio Cristão e seria necessário muitas páginas para explicá-lo com mais clareza, mas deixemos o mais importante aqui. Que o jejum é apenas um esforço que fazemos para alcançarmos a misericórdia de Deus.

Está escrito que o anjo disse a Daniel: "Não temas, Daniel, porque desde o primeiro dia em que aplicaste o teu coração a compreender e a humilhar-te perante o teu Deus, são ouvidas as tuas palavras; e eu vim por causa das tuas palavras.". Gosto muito desse trecho, pois quando fiz meu processo de 21 dias me esforcei muito e sentia muitas dores no corpo pela própria postura, mas fiz tudo isso porque almejava o dom de ajudar as pessoas. Queria muito ter o dom de Deus em poder expulsar a enfermidade do corpo das outras pessoas e, também ao mesmo tempo, poder me tornar uma pessoa mais forte.

Daniel 10

2 Naqueles dias eu, Daniel, estive triste por três semanas.

3 Alimento desejável não comi, nem carne nem vinho entraram na minha boca, nem me ungi com unguento, até que se cumpriram as três semanas.

10 E eis que certa mão me tocou, e fez com que me movesse sobre os meus joelhos e sobre as palmas das minhas mãos.

11 E me disse: Daniel, homem muito amado, entende as palavras que vou te dizer, e levanta-te sobre os teus pés, porque a ti sou enviado. E, falando ele comigo esta palavra, levantei-me tremendo.

12 Então me disse: Não temas, Daniel, porque desde o primeiro dia em que aplicaste o teu coração a compreender e a humilhar-te perante o teu Deus, são ouvidas as tuas palavras; e eu vim por causa das tuas palavras.

13 Mas o príncipe do reino da Pérsia me resistiu vinte e um dias, e eis que Miguel, um dos primeiros príncipes, veio para ajudar-me, e eu fiquei ali com os reis da Pérsia.

18 E aquele, que tinha aparência de um homem, tocou-me outra vez, e fortaleceu-me.

19 E disse: Não temas, homem muito amado, paz seja contigo; anima-te, sim, anima-te. E, falando ele comigo, fiquei fortalecido, e disse: Fala, meu senhor, porque me fortaleceste.

20 E ele disse: "Sabes por que eu vim a ti? Agora, pois, tornarei a pelejar contra o príncipe dos persas; e, saindo eu, eis que virá o príncipe da Grécia.

21 Mas eu te declararei o que está registrado na escritura da verdade; e ninguém há que me anime contra aqueles, senão Miguel, vosso príncipe.

―――

O reikiano acredita que o que cura é somente a energia que sai das mãos, e para isso é necessário o processo dos 21 dias, mas está escrito que o que cura é a fé e os atributos positivos do Espírito de Deus. O processo seria um meio de limpar o filtro que está impedindo a energia *qi* ou *prana* de fluir pelo ponto da palma da mão. Esse filtro seria, como dizem no meio holístico, o corpo contaminado por emoções negativas ou carma. Mas repito que o que cura é a fé e dedicação a Deus.

Na Bíblia são citadas curas independentes do toque com as mãos e independente da própria intenção do curador diretamente com o enfermo.

Atos 5

14 Cada vez mais aumentava a multidão dos homens e mulheres que acreditavam no Senhor.

15 De maneira que traziam os doentes para as ruas e punham-nos em leitos e macas, a fim de que, quando Pedro passasse, ao menos a sua sombra cobrisse alguns deles.

Atos 19

11 E Deus pelas mãos de Paulo fazia maravilhas extraordinárias.

12 De sorte que até os lenços e aventais se levavam do seu corpo aos enfermos, e as enfermidades fugiam deles, e os espíritos malignos saíam.

Mas, de qualquer maneira, fique sabendo que existe no reiki o processo dos 21 dias, mas que isso não é o fundamento para capacitá-lo a irradiar energia de cura pelas mãos, pois conheci muitas pessoas que fizeram a iniciação e não fizeram o processo dos 21 dias e desenvolveram a sensibilidade da compaixão e um toque que traz benefícios à saúde das outras pessoas. Vi iniciados que acabaram de sair do ritual do nível I e foram fazer *happy hour* com um chope, e mesmo assim conseguiram bons resultados na sua terapêutica com o tempo.

GRAUS DO REIKIANO E SUA INICIAÇÃO

Nível I

Durante a sessão deixe um ambiente agradável, onde não fique frio ou quente demais. Ponha uma música calma e relaxante e deixe o iniciado com roupas agradáveis que não apertem. Desligue celulares e evite barulhos que possam quebrar o silêncio do ambiente.

Coloque o neófito sentado de olhos fechados sem nada ao seu redor, possibilitando ao iniciador poder rodeá-lo.

Ponha-se por trás do iniciado e coloque suas mãos em cima da cabeça dele.

Desenhe o símbolo tamarasha três vezes no topo da cabeça dele.

Desenhe o símbolo chokurei uma vez e imagine seu nome três vezes.

Desenhe o símbolo daikoomyo uma vez.

Desenhe o símbolo chokurei uma vez e imagine seu nome três vezes.

Desenhe o símbolo honshazeshonen uma vez.

Desenhe o símbolo chokurei uma vez e imagine seu nome três vezes.

Deslize sua mão esquerda por trás do pescoço do iniciado e a mão direita na parte superior da cabeça dizendo mentalmente: "eu (DIGA SEU NOME), agora inicio (DIGA O NOME DA PESSOA) como reikiano nível I".[1]

Ande para frente do iniciado e gentilmente toque em seus ombros.

Desenhe o símbolo chokurei uma vez na cabeça, na garganta e no coração, mentalizando seu nome três vezes em cada símbolo.

---

1. Dizem que isso ajuda, já que as mãos do mestre ativariam também a região do cerebelo, que se acredita ser a área do sistema nervoso central que armazena informações do universo latente em nós e que agora estamos forçando esse conhecimento adormecido a acordar.

Segure nas mãos do iniciado visualizando-as cheia de energia. Mentalmente, desenhe o tamarasha em ambas as palmas das mãos.

Desenhe o símbolo chokurei uma vez na cabeça, na garganta e no coração, mentalizando seu nome três vezes em cada símbolo.

Sopre suavemente em cima da cabeça, na direção da garganta e do coração. O ar que sai da boca tem que sair quente, pois representa o sopro da vida.

Desenhe o símbolo chokurei uma vez na cabeça, na garganta e no coração, mentalizando seu nome três vezes em cada símbolo.

Avise ao iniciado que a sintonização/iniciação está completa.

Lembretes

O ritual é basicamente esse, mas já vi algumas variações de um mestre para outro. O ponto importante é o uso do tamarasha no topo da cabeça fazendo a conexão com o cosmos, o símbolo chokurei na testa, na garganta e no coração com o sopro quente para ativar os centros de energia superiores e o tamarasha no centro da palma da mão.

Agora a pessoa recebe a instrução de fazer o autorreiki durante 21 dias consecutivos para intensificar o fluxo de energia na palma das mãos. Após esse período ela pode aplicar o reiki em outras pessoas como um terapeuta.

Alguns mestres ensinam o uso do chokurei neste nível, outros deixam para ensinar no nível II.

Nível II

Durante a sessão deixe um ambiente agradável, onde não fique frio ou quente demais. Ponha uma música calma e relaxante e deixe o iniciado com roupas agradáveis que não apertem. Desligue celulares e evite barulhos que possam quebrar o silêncio do ambiente.

Coloque o neófito sentado de olhos fechados sem nada ao seu redor, possibilitando ao iniciador poder rodeá-lo.

Ponha-se por trás do iniciado e coloque suas mãos em cima da cabeça dele.

Desenhe o símbolo tamarasha três vezes no topo da cabeça dele.

Desenhe o símbolo chokurei uma vez e imagine seu nome três vezes.

Desenhe o símbolo daikoomyo uma vez.

Desenhe o símbolo chokurei uma vez e imagine seu nome três vezes.

Desenhe o símbolo honshazeshonen uma vez.

Desenhe o símbolo chokurei uma vez e imagine seu nome três vezes.

Deslize sua mão esquerda por trás do pescoço do iniciado e a mão direita na parte superior da cabeça, dizendo mentalmente: "eu, (DIGA SEU NOME), agora inicio (DIGA O NOME DA PESSOA) como reikiano nível II".[2]

Segure nas mãos do iniciado visualizando-as cheia de energia.

Mentalmente, desenhe respectivamente os símbolos chokurei, tamarasha, chokurei, seiheki, chokurei, honshazeshonen e chokurei em ambas as palmas das mãos, mentalizando em cada símbolo seu nome três vezes.

Desenhe o símbolo chokurei uma vez na cabeça, na garganta e no coração, mentalizando seu nome três vezes em cada símbolo.

---

2. Dizem que isso ajuda, já que as mãos do mestre ativariam também a região do cerebelo, que se acredita ser a área do sistema nervoso central que armazena informações do universo latente em nós e que agora estamos forçando esse conhecimento adormecido a acordar.

Sopre suavemente em cima da cabeça, na direção da garganta e do coração.

Desenhe o símbolo chokurei uma vez na cabeça, na garganta e no coração, mentalizando seu nome três vezes em cada símbolo.

Avise ao iniciado que a sintonização/iniciação do segundo nível de reiki está completa.

No segundo nível, mostra-se para o iniciado a existência dos símbolos chokurei, seiheki e honshazeshonen e como usá-los.

Não se fala o conteúdo da iniciação, nem da existência do daikoomyo e do tamarasha.

A caixa de decretos

No segundo nível temos o que chamamos de caixa de decretos. Consiste em anotarmos em um pedaço de papel um pedido ou desejo e jogar dentro dessa urna. Você pode jogar papéis com anotações de pedidos ou desejos de seus pacientes ou amigos, e toda vez que sentir necessidade irá energizar a caixa com os símbolos para que esses pedidos se realizem.

João 16

23 Naquele dia nada me perguntareis. Em verdade, em verdade vos digo que tudo quanto pedirdes ao Pai, ele vo-lo concederá em meu nome.

24 *Até agora nada pedistes em meu nome; pedi, e recebereis, para que o vosso gozo seja completo.*

◦~~~◦

Para isso coloque as mãos sobre a caixa e, após sentir o fluir de energia já fluindo pelas mãos, faça os símbolos honshazeshonen, seiheki e chokurei.

O que acho que faltou nessa caixa de decretos é que pedimos sem uma direção maior, ou seja, pedimos conforme nossa necessidade momentânea, sem saber de todo o contexto do que acontece ao nosso redor. Quando somos guiados pelo chamado ego, com certeza, não estamos evoluindo para algo realmente significativo. Sempre vi que os pedidos são sempre coisas passageiras e pequenas, como vagas para estacionar o carro quando chegarmos ao nosso destino, parcelas de dívidas pagas, que um aluno que não pague ou traga possíveis problemas vá embora da escola, passar em concursos, arrumar namorado, ter um celular novo, entre tantas coisas.

O ideal seríamos pedir sabedoria; mesmo Jesus, no momento de maior aflição, desejou que fosse cumprida a vontade de seu Pai e não a dele. Então, por que nós nos damos o trabalho de pedir coisas tão passageiras?

Lucas 22

42 *dizendo: Pai, se queres, afasta de mim este cálice; todavia não se faça a minha vontade, mas a tua.*

43 Então lhe apareceu um anjo do céu, que o confortava.

Mateus 6

7 E, orando, não useis de vãs repetições, como os gentios; porque pensam que pelo seu muito falar serão ouvidos.

8 Não vos assemelheis, pois, a eles; porque vosso Pai sabe o que vos é necessário, antes de vós lho pedirdes.

9 Portanto, orai vós deste modo: Pai nosso que estás nos céus, santificado seja o teu nome;

10 venha o teu reino, seja feita a tua vontade, assim na terra como no céu;

Salmo 51

6 Eis que desejas que a verdade esteja no íntimo; faze-me, pois, conhecer a sabedoria no secreto da minha alma.

Salmo 111

10 O temor do Senhor é o princípio da sabedoria; têm bom entendimento todos os que cumprem os seus preceitos; o seu louvor subsiste para sempre.

Concordo que temos de ter uma vida em abundância, mas procuremos o reino de Deus e todas as outras coisas nos serão acrescentadas.

Mateus 6

32 (Pois a todas estas coisas os gentios procuram.) Porque vosso Pai celestial sabe que precisais de tudo isso.

33 Mas buscai primeiro o seu reino e a sua justiça, e todas estas coisas vos serão acrescentadas.

Eu considero a caixa de decretos válida se for pedida em nome do Pai, buscando suas promessas.

Pedir coisas que caiam do céu é muito fácil, mas se observarmos a Bíblia, veremos que Deus tem a promessa, mas temos que cumprir o nosso papel. Nunca poderemos chegar à terra prometida sem antes nos esforçarmos para cruzar o deserto.

Todo e qualquer pedido só será realizado se unir os seguintes fatores: a oração, a persistência, o coração naquilo que se deseja e a palavra de Deus. Pois está escrito que a Palavra não pode ser anulada. Estude bem as promessas e alianças de Deus!

João 10

35 Se ele chamou 'deuses' àqueles a quem veio a palavra de Deus (e a Escritura não pode ser anulada).

João 14

13 E tudo quanto pedirdes em meu nome eu o farei, para que o Pai seja glorificado no Filho.

14 Se pedirdes alguma coisa em meu nome, eu o farei.

~~~~~~

Se por acaso seu pedido não se concretiza e você verifica que está tudo em ordem, conforme a promessa de Deus, persista e tenha fé no que anseia seu coração. Não saia do bom caminho ou procure atalhos que não estejam em Deus, não peque para realizar o que quer e, principalmente, não julgue o caminho em que Deus colocá-lo, pois você é um instrumento para a manifestação da Glória. Deixe o Espírito Santo trabalhar.

1 Tessalonicenses 5

17 Orai sem cessar.

18 Em tudo dai graças, porque esta é a vontade de Deus em Cristo Jesus para convosco.

19 Não extingais o Espírito.

20 Não desprezeis as profecias.

21 Examinai tudo. Retende o bem.

22 Abstende-vos de toda a aparência do mal.

Nível III a

Nota: Antigamente, o nível III ensinava o que hoje é ensinado no IIIa e IIIb separadamente. Acredita-se que isso aconteceu para que houvesse cursos ensinando todos os símbolos reiki, mas que não permitissem ao aluno virar mestre e assim não fazer outros mestres. O curso é muito caro, então isso era uma maneira de se ganhar dinheiro com as iniciações e não deixar que um aluno abrisse uma escola.

Durante a sessão deixe um ambiente agradável, onde não fique frio ou quente demais. Ponha uma música calma e relaxante e deixe o iniciado com roupas agradáveis que não apertem. Desligue celulares e evite barulhos que possam quebrar o silêncio do ambiente.

Coloque o neófito sentado de olhos fechados sem nada ao seu redor, possibilitando ao iniciador poder rodeá-lo.

Ponha-se por trás do iniciado e coloque suas mãos em cima da cabeça dele.

Desenhe o símbolo tamarasha três vezes no topo da cabeça dele.

Desenhe o símbolo chokurei uma vez e imagine seu nome três vezes.

Desenhe o símbolo daikoomyo uma vez.

Desenhe o símbolo chokurei uma vez e imagine seu nome três vezes.

Desenhe o símbolo honshazeshonen uma vez.

Desenhe o símbolo chokurei uma vez e imagine seu nome três vezes

Deslize sua mão esquerda por trás do pescoço do iniciado e a mão direita na parte superior da cabeça, dizendo mentalmente: "eu (DIGA SEU NOME), agora inicio (DIGA O NOME DA PESSOA) como reikiano nível III".[3]

Ande para a frente do iniciado e gentilmente toque em seus ombros.

Desenhe o símbolo chokurei uma vez na cabeça, na garganta e no coração, mentalizando seu nome três vezes em cada símbolo.

Segure nas mãos do iniciado, visualizando-as cheia de energia.

---

3. Dizem que isso ajuda, já que as mãos do mestre ativariam também a região do cerebelo, que se acredita ser a área do sistema nervoso central que armazena informações do universo latente em nós e que agora estamos forçando esse conhecimento adormecido a acordar.

Mentalmente, desenhe respectivamente os símbolos chokurei, daikoomyo e chokurei em ambas das palmas das mãos, mentalizando em cada símbolo seu nome três vezes.

Desenhe o símbolo chokurei uma vez na cabeça, na garganta e no coração, mentalizando seu nome três vezes em cada símbolo.

Sopre suavemente em cima da cabeça, na direção da garganta e do coração.

Desenhe o símbolo chokurei uma vez na cabeça, na garganta e no coração, mentalizando seu nome três vezes em cada símbolo.

Avise ao iniciado que a sintonização/iniciação do segundo nível de reiki III está completa.

No terceiro nível, mostra-se para o iniciado a existência dos símbolos chokurei, seiheki, honshazeshonen e daikoomyo e como usá-los.

Para que serve o nível III?

Este é o nível para encontrar o mestre interior! Bem curioso fiquei sobre este nível, pois somente o que aprendi foi a fazer uma antena na cabeça para captar conhecimentos por *insights* e esperar que viesem. Viriam de onde? Fiquei com mais sensação de vazio ainda, pois achei que ia aprender coisas cabalísticas e um monte de coisas interessantes, e fiquei só chupando dedo.

Ora, falar que é para meditar e que tudo vem por si mesmo não precisa de pagamento e ritual.

Como cristão, digo que o nível III (encontro com o mestre) seria encontrar Jesus. Pois ele é o único e verdadeiro mestre e caminho, e a ele que devemos seguir. Mas o que se ensina neste nível é que o mestre está dentro de nós, escondido pelo subconsciente e que nós somos o mestre. Grande erro! Se alguém chegar a algum lugar positivo desta maneira, me mostre! Pois o único caminho é o caminho que Jesus mostrou.

João 14

5 Disse-lhe Tomé: Senhor, não sabemos para onde vais; e como podemos saber o caminho?

6 Disse-lhe Jesus: "Eu sou o caminho, e a verdade e a vida; ninguém vem ao Pai, senão por mim".

João 14

12 Na verdade, na verdade vos digo que aquele que crê em mim também fará as obras que eu faço, e as fará maiores do que estas, porque eu vou para meu Pai.

13 E tudo quanto pedirdes em meu nome eu o farei, para que o Pai seja glorificado no Filho.

14 Se pedirdes alguma coisa em meu nome, eu o farei.

O único caminho que as pessoas ditas mestres, que não conhecem Jesus, seguem é o caminho do vício (cigarro, bebida, maconha, etc.), da solidão (tornam-se isoladas como se penitência, reclusão, solidão e o exílio fossem algo sagrado e divino), da doença (dores na coluna e por todo o corpo, doenças reumáticas e qualquer outra que seja incurável) e o pior de tudo: das emoções (essas pessoas são irritadiças, vingativas e acham que todo esse sofrimento faz parte de um crescimento espiritual). Conhecerá a pessoa pelo que ela constrói e pelo o que você vê na vida dela. Pergunte-se se você gostaria de ser como ela? Pergunte-se se você gostaria de ter o que ela tem? (Não no sentido de inveja, mas na admiração). A pessoa tem frutos bons ou só diz ter algo que não consegue mostrar?

Mateus 7

17 Assim, toda árvore boa produz bons frutos; porém a árvore má produz frutos maus.

18 Uma árvore boa não pode dar maus frutos; nem uma árvore má dar frutos bons.

A pessoa só conseguirá bons frutos se estiver na verdade em Deus, se tiver o coração puro e não for guiado pelo medo do mundo e suas mentiras. Permanecer em Cristo Jesus é o único modo de nos orientarmos para que possamos seguir a vontade de Deus.

Gálatas 5

22 Mas o fruto do Espírito é: o amor, o gozo, a paz, a longanimidade, a benignidade, a bondade, a fidelidade.

23 a mansidão, o domínio próprio; contra estas coisas não há lei.

24 E os que são de Cristo Jesus crucificaram a carne com as suas paixões e concupiscências.

25 Se vivemos pelo Espírito, andemos também pelo Espírito.

João 15

4 Permanecei em mim, e eu permanecerei em vós; como a vara de si mesma não pode dar fruto, se não permanecer na videira, assim também vós, se não permanecerdes em mim.

5 Eu sou a videira; vós sois as varas. Quem permanece em mim e eu nele, esse dá muito fruto; porque sem mim nada podeis fazer.

~~~~~

Com essa iniciação, a pessoa agora usa os símbolos chokurei, seiheki, honshazeshonen e daikoomyo. Além de não mais precisar fazer o autorreiki em todos os pontos no corpo, como antes, agora faz a canalização somente no topo da cabeça, como se estivesse recebendo a energia pelo chacra coronário, com as mãos formando um círculo imitando a borda de um cálice, enchendo a cabeça e, consequentemente, o corpo inteiro com energia reiki, usando somente o símbolo daikoomyo. Leva-se agora somente uns cinco minutos para o autorreiki.

Nível III b ou mestre reiki

Durante a sessão deixe um ambiente agradável, onde não fique frio ou quente demais. Ponha uma música calma e relaxante e deixe o iniciado com roupas agradáveis que não apertem. Desligue celulares e evite barulhos que possam quebrar o silêncio do ambiente.

Acender um incenso suave.

Fazer os símbolos nos cantos do quarto para "isolar e proteger" o local de influências externas.

O mestre iniciador coloca a língua no céu da boca para conectar o *yin* com o *yang* (ou a órbita microcósmica), antes de começar o ritual, e fica assim o tempo possível para se proteger espiritualmente já que vai trabalhar a abertura de canais sutis que poderia fazer mal a ele ou a pessoa que vai iniciar.[4]

---

4. É comum encontrar quem acredite que colocar a língua sob o palato mole, cruzar os braços ou pernas interfira no campo espiritual, fechando o corpo contra incorporações ou influências negativas. Em sessões espíritas ou de sintonização é sempre pedido que a pessoa fique relaxada, com as mãos e pernas entreabertas para aumentar o contato com o mundo espiritual.

Efésios 6

10 Finalmente, fortalecei-vos no Senhor e na força do seu poder.

11 Revesti-vos de toda a armadura de Deus, para poderdes permanecer firmes contra as ciladas do Diabo;

12 pois não é contra carne e sangue que temos de lutar, mas sim contra os principados, contra as potestades, conta os príncipes do mundo destas trevas, contra as hostes espirituais da iniquidade nas regiões celestes.

13 Portanto tomai toda a armadura de Deus, para que possais resistir no dia mau e, havendo feito tudo, permanecer firmes.

14 Estai, pois, firmes, tendo cingidos os vossos lombos com a verdade, e vestida a couraça da justiça,

15 e calçando os pés com a preparação do evangelho da paz,

16 tomando, sobretudo, o escudo da fé, com o qual podereis apagar todos os dardos inflamados do Maligno.

17 Tomai também o capacete da salvação, e a espada do Espírito, que é a palavra de Deus;

Posicionado atrás do aluno, abra o chakra da coroa desenhando o daikoomyo. Pegue as mãos do aluno sobre a cabeça e assopre.

Desenhe os outros símbolos sobre o chakra da coroa, pegue as mãos e assopre novamente.

Pela esquerda, vá para a frente do aluno e abra as mãos dele como o abrir de um livro. Desenhe o chokurei e bata palma três vezes.

Desenhe os outros símbolos – tamarasha, daikoomyo, honshazeshonen, seiheki e chokurei – e bata palma três vezes em cada um.

Traga as mãos em prece, em frente ao peito, e assopre do chakra básico ao chakra cardíaco, fique aí um pouco.[5]

Vá para o lado direito. Mão esquerda no occipital e mão direita no frontal.

Pense: "eu (DIGA SEU NOME) inicio agora (DIGA O NOME SA PESSOA) como mestre em reiki"

Volte para as costas do aluno. Desenhe os símbolos de tamanho grande nas costas dele.

---

5. No ritual do Mestre, fazemos símbolos e assopramos nos chakras inferiores como expressão de que agora todos os chackras recebem energia fluente do céu. Os chackras, a saber, são sete: básico, umbilical, solar, cardíaco, laríngeo, frontal e coronário.

Feche a iniciação desenhando o raku da cabeça aos pés, batendo a mão no chão para aterrar a energia do céu na terra.

Avise ao iniciado que a sintonização/iniciação do nível mestre está completa.

No nível Mestre, mostra-se para o iniciado a existência dos símbolos chokurei, seiheki, honshazeshonen, daikoomyo, raku e tamarasha e como usá-los.

Curiosidades de ser um mestre em reiki

O nível de Mestre Reiki se diferencia somente por esse poder formar outros reikianos. Neste nível aprendemos os dois últimos símbolos. Normalmente, para fazer este nível, cobra-se muito caro e diz ser algo sagrado em que o mestre poderá a partir desse momento usar a roupa negra de mestre e realizar as cerimônias.

Mateus 6

25 Portanto eu digo: Não se preocupem com sua própria vida, quanto ao que comer ou beber; nem com seu próprio corpo, quanto ao que vestir. Não é a vida mais importante que a comida, e o corpo mais importante que a roupa?

A roupa de mestre reiki é negra, assim como a de outras ordens iniciáticas que também possuem seu próprio mestre, pois a cor negra simboliza poder. A cor negra intuitivamente representa ocultismo e morte. Usado em luto e roupas marciais, o negro é o tom das vestimentas daqueles que querem permanecer oculto e invisível como os ninjas.

A vestimenta branca simboliza pureza e coragem. Então, por que o mestre reiki não usa branco? Os anjos e figuras de grandeza espiritual sempre usam branco, não preto.

Lucas 9

28 Cerca de oito dias depois de ter proferido essas palavras, tomou Jesus consigo a Pedro, a João e a Tiago, e subiu ao monte para orar.

29 Enquanto ele orava, mudou-se a aparência do seu rosto, e a sua roupa tornou-se branca e resplandecente.

João 20

11 Maria, porém, estava em pé, diante do sepulcro, a chorar. Enquanto chorava, abaixou-se a olhar para dentro do sepulcro,

12 e viu dois anjos vestidos de branco sentados onde jazera o corpo de Jesus, um à cabeceira e outro aos pés.

Apocalipse 19

13 Estava vestido de um manto salpicado de sangue; e o nome pelo qual se chama é o Verbo de Deus.

14 Seguiam-no os exércitos que estão no céu, em cavalos brancos, e vestidos de linho fino, branco e puro.

15 Da sua boca saía uma espada afiada, para ferir com ela as nações; ele as regerá com vara de ferro; e ele mesmo é o que pisa o lagar do vinho do furor da ira do Deus Todo-Poderoso.

16 No manto, sobre a sua coxa tem escrito o nome: Rei dos reis e Senhor dos senhores.

Um fato interessante do Cristianismo é que tudo é feito às claras e tudo o que você pergunta é explicado segundo a palavra de Deus, que é a Bíblia. A Bíblia é um livro facilmente achado em qualquer livraria e biblioteca de qualquer lugar do mundo, e muitas pessoas, muitas pessoas mesmo, têm em suas casas.

Já os holísticos, rosa-cruzes, místicos, feiticeiros, xamãs, espíritas, maçons, entre tantos outros, prometem a verdade e o grande mistério e segredos da vida por meio de conhecimentos por níveis e estudos cada vez mais avançados, onde estes só podem ser ensinados se você for apto, iniciado ou escolhido.

Sempre fui contra conhecimentos secretos com a desculpa de que o conhecimento pode destruir a vida de quem o conhece. Será mesmo? Que tipo de energia é essa que se diz que vem de Deus e que pode fazer mal à pessoa? Um pouco estranho, não é mesmo?

Que tipo de poder é tão bom a ponto de ficar oculto? Aquilo que é bom queremos que seja dividido com quem amamos não é verdade? Se fosse bom, não precisaria ficar oculto!

Quando fiz o nível III do reiki, falei pra mim mesmo que faria o mestrado e ensinaria de graça a quem quisesse, pois acredito no seguinte:

Lucas 8

16 Ninguém, pois, acende uma candeia e a cobre com algum vaso, ou a põe debaixo da cama; mas põe-na no velador, para que os que entram vejam a luz.

17 Porque não há coisa encoberta que não haja de manifestar-se, nem coisa secreta que não haja de saber-se e vir à luz.

Deuteronômio 29

29 As coisas encobertas pertencem ao Senhor nosso Deus, mas as reveladas nos pertencem a nós e a nossos filhos para sempre, para que observemos todas as palavras desta lei.

Mateus 10

26 Portanto, não tenham medo deles. Não há nada escondido que não venha a ser revelado, nem oculto que não venha a se tornar conhecido.

Lucas 12

2 Não há nada escondido que não venha a ser descoberto, ou oculto que não venha a ser conhecido.

Essas passagens revelam que não existirá conhecimento que não venha ao conhecimento do homem. Então, por que guardar os símbolos de forma tão escondida? Tudo aquilo que é lícito pode ser dado sem medo nenhum, a não ser que isso tenha uma origem que não seja boa a Deus. A passagem a seguir mostra claramente que tudo que é bom pode ser dito em público e sem medo. Sendo assim, por que os níveis de reiki são contrários a isso? Acabemos com isso. O reiki é para dar graça ao homem, não somente prosperidade econômica de quem o vende.

Mateus 25

25 E, atemorizado, escondi na terra o teu talento; aqui tens o que é teu.

26 Respondendo, porém, o seu senhor, disse-lhe: Mau e negligente servo; sabias que ceifo onde não semeei e ajunto onde não espalhei?

27 Devias então ter dado o meu dinheiro aos banqueiros e, quando eu viesse, receberia o meu com os juros.

28 Tirai-lhe pois o talento, e dai-o ao que tem os dez talentos.

29 Porque a qualquer que tiver será dado, e terá em abundância; mas ao que não tiver até o que tem ser-lhe-á tirado.

30 Lançai, pois, o servo inútil nas trevas exteriores; ali haverá pranto e ranger de dentes.

Pra mim o verdadeiro "mestre reiki" deveria ser como o Apóstolo Paulo, que com fé em Deus e Jesus como salvador e cheio do Espírito Santo, sim estaria apto a fazer imposições de mãos e assim passar "energia" ao outro como doação.

Atos 19

6 E, impondo-lhes Paulo as mãos, veio sobre eles o Espírito Santo; e tanto falavam em línguas como profetizavam.

Outra passagem interessante sobre o poder de impor as mãos:

Deuteronômio 34:9

E Josué, filho de Num, foi cheio do espírito de sabedoria, porquanto Moisés tinha posto sobre ele as suas mãos; assim os filhos de Israel lhe deram ouvidos, e fizeram como o Senhor ordenara a Moisés.

~~~

Conheço muitas pessoas que carregam esse dom e que fazem essas ações, mas com certeza é independente do reiki. Demorei para compreender que podemos fazer qualquer coisa, mas quando fazemos sob as ordens do verdadeiro mestre, o resultado é totalmente diferente. Quando seguimos o comando do verdadeiro mestre, não é necessário símbolo como daikoomyo para que haja fartura de energia para atingir mais de uma pessoa.

Lucas 5

5 Ao que disse Simão: Mestre, trabalhamos a noite toda, e nada apanhamos; mas, sobre tua palavra, lançarei as redes.

6 Feito isto, apanharam uma grande quantidade de peixes, de modo que as redes se rompiam.

7 Acenaram então aos companheiros que estavam no outro barco, para virem ajudá-los. Eles, pois, vieram, e encheram ambos os barcos, de maneira tal que quase iam a pique.

~~~

O processo de iniciação é um pouco mais detalhado, mas não difícil. Anote ao lado os procedimentos para poder ler os passos e etapas caso dê branco na cabeça durante a iniciação.

Neste nível o novo mestre recebe os dois símbolos restantes, a saber, o Raku e o Tamarasha. Diferente das outras iniciações, em que se abrem os canais somente da parte superior do corpo, agora abrimos todos os chacras do corpo; os superiores e inferiores. A ideia é que o mestre tem a conexão completa do céu até a terra, para isso usamos o raku que representa o raio que desce sobre o novo mestre e a energia percorre todo seu corpo e se aterra no solo. Agora, ele seria um elo que une o céu e a terra.

Como mestre, ele pode usar todos os símbolos reiki e iniciar outras pessoas como mestre reiki.

Para usar os símbolos é só estudar seu uso individual e em combinação.

AUTOAPLICAÇÃO

Níveis I e II

Ambiente agradável, música bem suave para ajudar a relaxar, desligar celular ou qualquer outra coisa que possa fazer barulho e atrapalhar a aplicação.

Não fazer a aplicação com fome, sede ou vontade de ir ao banheiro e usar roupas desconfortáveis.

Posição sentada o mais ereto possível, com olhos fechados e ombros relaxados.

Fazer a imposição das mãos por cerca de três minutos em cada ponto. Os pontos são:

Fronte

Ouvidos

Nuca

Ombros (cruzar os braços)

Garganta

Coração

Estômago

Umbigo

Virilha

Meio da coxa

Joelho

Meio da perna

Pés

Pode ser incluído qualquer outro ponto que sentir necessidade de energia ou que esteja com problema físico.

Caso tenha aprendido o primeiro símbolo chokurei no nível primeiro, faça o símbolo mentalmente e pense no seu som três vezes em cada ponto.

Se você for do nível II, faça a mesma sequência usando os símbolos em cada ponto na ordem honshazeshonen, seiheki e chokurei – e entoar seu som três vezes.

Nível III e mestre

Ambiente agradável, música bem suave para ajudar a relaxar, desligar celular ou qualquer outra coisa que possa fazer barulho e atrapalhar a aplicação.

Não fazer a aplicação com fome, sede ou vontade de ir ao banheiro e usar roupas desconfortáveis.

Posição sentada o mais ereto possível, com olhos fechados e ombros relaxados.

Fazer a imposição das mãos por cerca de três minutos em cada ponto. Os pontos são:

Fronte

Ouvidos

Nuca

Ombros (cruzar os braços)

Garganta

Coração

Estômago

Umbigo

Virilha

Meio da coxa

Joelho

Meio da perna

Pés

Pode ser incluído outro ponto que sentir necessidade de energia ou que esteja com problema físico.

Em cada ponto permanecer cerca de três minutos e fazer a sequência dos símbolos em cada ponto na ordem daikoomyo, honshazeshonen, seiheki e chokurei e entoar seu som três vezes.

Outra forma de fazer a autoaplicação no nível III é usar somente um ponto de energização, que é o chakra coronário, fazendo com as mãos o formato de uma auréola sobre a cabeça, como se a energia fluísse diretamente daí.

Após os três minutos, fazer o símbolo daikoomyo e seu som por três vezes e jogar o excesso de energia de modo a banhar todo o corpo. Primeiro jogar de cima para baixo no lado direito, depois na frente e por último no lado esquerdo.

Essa autoaplicação é mais rápida e teria o mesmo efeito da outra, já que o símbolo é mais poderoso e não necessita de tanto tempo para equilibrar o corpo como nos níveis I e II.

Aplicação em pacientes

Ambiente agradável, música bem suave para ajudar a relaxar, desligar celular ou qualquer outra coisa que possa fazer barulho e atrapalhar a aplicação.

Não fazer a aplicação com fome, sede ou vontade de ir ao banheiro e usar roupas desconfortáveis.

O paciente deve estar deitado de barriga para cima e com os olhos fechados.

Começar posicionado atrás da cabeça do paciente e fazer nos pontos:

Olhos

Ouvidos

Nuca

Garganta

Ombros

Ficar do lado esquerdo do paciente (lado do coração, pois acredita-se que o lado esquerdo é o lado que recebe o amor e energias refinadas boas) e fazer nos pontos:

Cardíaco

Estômago

Umbigo

Virilha

Meio da coxa

Joelho

Meio da perna

Pés

Após isso, caminhar pelo lado direito do paciente e passar as mãos dos pés à cabeça (sem tocar no paciente) e jogar, usando a imaginação, claro, a alma da pessoa em direção ao céu, num ato de elevação ou sublimação do paciente fazendo-o elevar em níveis superiores tanto de sabedoria como de cura. Durante o movimento com as mãos, fazer o som de vento como se manipulasse o espírito até o céu.

João 3

13 Ora, ninguém subiu ao céu, senão o que desceu do céu, o Filho do homem.[6]

---

6. Na Bíblia, Jesus se refere a ele mesmo como Filho do homem inúmeras vezes. Observe que Filho encontra-se escrito em letra maiúscula representando divindade.

Alguns terapeutas reiki, antes de assoprarem sobre o paciente, pedem que ele se vire e fazem uma sequência também nas costas, usando os mesmos pontos, só que no dorso do paciente. Eu costumo sugerir cuidado para que a sessão não se prolongue muito, para não cansar nem o terapeuta nem o paciente.

Se o terapeuta for nível I, fazer somente a imposição das mãos sobre os pontos; caso tenha aprendido o símbolo chokurei, usá-lo também para fixar a energia.

Se o terapeuta for nível II, fazer uso dos símbolos honshazeshonen, seiheki e chokurei em todos os pontos.

Se for nível III ou mestre, usar somente o daikoomyo, ou, se preferir, usar os símbolo daikoomyo, honshazeshonen, seiheki e chokurei sempre entoando o som de cada um três vezes.

Aplicação em pacientes a distância

Isso só é possível para quem é do nível II, já que precisa do símbolo honshazeshonen. Caso seja nível III, usar também o símbolo daikoomyo.

Use um boneco, ou mesmo a própria coxa, representando o corpo do paciente que você quer tratar. Faça a imposição das mãos nos pontos específicos usando os símbolos honshazeshonen (para abrir a conexão espaço-tempo), daikoomyo, seiheki e chokurei. Sempre após cada símbolo repetir seu som três vezes.

Outra forma de curar a distancia é imaginar a pessoa de tamanho bem pequeno na sua frente e segurá-la com as mãos formando uma concha. Essa técnica é mais rápida e objetiva, já que se faz somente uma imposição de mãos sobre o "paciente". Fazer a sequência mental do honshazeshonen, daikoomyo, seiheki e chokurei repetindo cada som três vezes.

PRATICAR OU NÃO PRATICAR O REIKI, AFINAL?

A grande maravilha que nos atrai na prática do reiki é a capacidade de ajudarmos ao próximo com nossas próprias mãos. Nada mais gratificante do que vermos alguém sofrendo e, por piedade e compaixão, fazermos algo usando somente nossas mãos, associando boa intenção e a energia inesgotável que vem de Deus.

Tudo isso é muito louvável e gratificante se não fosse o uso dos rituais secretos, necessidade de outra pessoa supostamente superior para nos iniciar, altas quantias de dinheiro envolvidas, uso de símbolos como fonte de poder e entre todo o resto que passei neste livro.

Quis mostrar neste livro que é possível fazer cura com as mãos impondo-as sobre alguém; e que é possível curar alguém a distância somente com a força da fé; que é possível fazermos pedidos a Deus para nos fortalecer neste mundo; que é possível nos conectarmos com uma força superior para nos guiar neste mundo; e que, sim, existe um mestre.

Mas a grande diferença do reiki para o Evangelho é que só precisamos ter fé e sinceridade para o fazê-lo. E por meio da fé é possível fazermos maravilhas, mesmo longe de onde está nosso coração ou quem amamos, pois quem nos guia neste mundo, mostrando-nos a verdade, é o Espírito Santo, e o o único e verdadeiro mestre que nos mostra o caminho que nos leva a Deus é somente Jesus Cristo.

Não necessitamos nos submeter aos caprichos de falsos mestres que precisam aumentar sua vaidade criando discípulos pelo mundo. Não precisamos juntar dinheiro para comprar graus de instrução e poder de cura. Não necessitamos fazer rituais secretos com símbolos cabalísticos.

E o principal de tudo: não precisamos fazer pactos com pessoas ou espíritos para termos qualquer capacidade sobre este mundo. Deus nos provê tudo pela graça e sua misericórdia, é só pedirmos direito. As promessas de Deus são enormes e muito maiores do que qualquer pessoa pode lhe oferecer. Lembre-se: tudo é possível ao que crê. Nunca se esqueça disso e pratique curas com as suas mãos, sabendo que você é filho de Deus e que tudo pode naquele que o fortalece.

Espero que eu tenha ajudado a desmistificar o reiki e como você pode ser guiado por Deus sem precisar pactuar com coisas indevidas e onerosas. Seja feliz e faça o bem a todas as pessoas, independentemente do seu nível de instrução e poder financeiro.

ANEXOS

Chacras

Os chacras são centros de energia que recebem do universo o prana para bom funcionamento do organismo. Eles captam a energia em forma de espiral como um ralo que capta a água. Acredito que os pontos de acupuntura, chamados de *tsubo* (poço em japonês), seriam os chacras, que é o nome de origem indiano.

Quando trabalhamos os chacras normalmente, usamos os sete maiores ou principais, que são o básico, umbilical, solar, cardíaco, laríngeo, frontal e coronário.

Cada centro tem uma função importante específica para harmonia do corpo e muito correlacionado com as glândulas do homem.

Dentro da medicina oriental é também usado o ponto da palma da mão (que é onde sairia a energia reiki), que corresponde ao ponto *Laogong* (PC8, que significa palácio do trabalho) e o *Yongquan* (R1, que significa fonte borbulhante). O PC8 é o ponto que capta do céu a energia *yang* (o oitavo ponto do pericárdio corresponde ao elemento fogo da membrana que protege o coração. Por isso acredita-se que tenha a função de regenerar o amor e consumir todo o mal que assola o espírito humano); e o R1 é ponto madeira (aterramento) do canal do Rim, que teria a função de captar a energia da terra de forma abundante dando ao corpo o suprimento de energia *yin*.

A imposição das mãos sobre os chacras dá a ideia de energizar os principais pontos do corpo tornando-o capaz de curar-se sozinho. O que adoece o corpo são as emoções e os fatores climáticos. A energização devolve ao corpo o equilíbrio primário inerente ao ser humano.

Chackra básico: região do períneo ou virilha. Ligado à reprodução. Glândula reprodutora, gônadas e ovários.

Chackra umbilical: região do umbigo. Sentido de proteção e sobrevivência. Glândula suprarrenal.

Chackra solar: região da boca do estômago. Centro das emoções inferiores (raiva, euforia, ansiedade, tristeza e medo). Glândula pâncreas.

Chackra cardíaco: região do centro do osso do peito (entre os mamilos). Centro das emoções superiores (compaixão, perdão, certeza, força de vontade). Glândula timo.

Chackra laríngeo: região da garganta. Centro da comunicação e expressão. Glândula salivar.

Chackra frontal: entre as sobrancelhas. Desenvolvimento da intuição e sentidos extrassensoriais. Glândula pineal.

Chackra coronário: no topo da cabeça. Desenvolvimento da espiritualidade e iluminação. Glândula pituitária.

Rituais (resumo)

Nível I

Ponha-se por trás do iniciado e coloque suas mãos em cima da cabeça dele.

Desenhe o símbolo tamarasha três vezes no topo da cabeça dele.

Desenhe o símbolo chokurei uma vez e imagine seu nome três vezes.

Desenhe o símbolo daikoomyo uma vez.

Desenhe o símbolo chokurei uma vez e imagine seu nome três vezes.

Desenhe o símbolo honshazeshonen uma vez.

Desenhe o símbolo chokurei uma vez e imagine seu nome três vezes

Deslize sua mão esquerda por trás do pescoço do iniciado e a mão direita na parte superior da cabeça, dizendo mentalmente: "eu (DIGA SEU NOME), agora inicio (DIGA O NOME DA PESSOA) como reikiano nível I".

Ande para a frente do iniciado e gentilmente toque em seus ombros.

Desenhe o símbolo chokurei uma vez na cabeça, na garganta e no coração, mentalizando seu nome três vezes em cada símbolo.

Segure as mãos do iniciado visualizando-as cheia de energia. Mentalmente, desenhe o tamarasha em ambas as palmas das mãos.

Desenhe o símbolo chokurei uma vez na cabeça, na garganta e no coração, mentalizando seu nome três vezes em cada símbolo.

Sopre suavemente em cima da cabeça, na direção da garganta e do coração. O ar que sai da boca tem de sair quente, pois representa o sopro da vida.

Desenhe o símbolo chokurei uma vez na cabeça, na garganta e no coração mentalizando seu nome três vezes em cada símbolo.

Avise ao iniciado que a sintonização/iniciação está completa.

Nível II

Ponha-se por trás do iniciado e coloque suas mãos em cima da cabeça dele.

Desenhe o símbolo tamarasha três vezes no topo da cabeça dele.

Desenhe o símbolo chokurei uma vez e imagine seu nome três vezes.

Desenhe o símbolo daikoomyo uma vez.

Desenhe o símbolo chokurei uma vez e imagine seu nome três vezes.

Desenhe o símbolo honshazeshonen uma vez.

Desenhe o símbolo chokurei uma vez e imagine seu nome três vezes

Deslize sua mão esquerda por trás do pescoço do iniciado e a mão direita na parte superior da cabeça, dizendo mentalmente: "eu, (DIGA SEU NOME), agora inicio (DIGA O NOME DA PESSOA) como reikiano nível II".

Segure nas mãos do iniciado visualizando-as cheia de energia.

Mentalmente, desenhe respectivamente os símbolos chokurei, tamarasha, chokurei, seiheki, chokurei, honshazeshonen e chokurei em ambas as palmas das mãos, mentalizando em cada símbolo seu nome três vezes.

Desenhe o símbolo chokurei uma vez na cabeça, na garganta e no coração, mentalizando seu nome três vezes em cada símbolo.

Sopre suavemente em cima da cabeça, na direção da garganta e do coração.

Desenhe o símbolo chokurei uma vez na cabeça, na garganta e no coração, mentalizando seu nome três vezes em cada símbolo.

Avise ao iniciado que a sintonização/iniciação do segundo nível de reiki está completa.

Nível III

Ponha-se por trás do iniciado e coloque suas mãos em cima da cabeça dele.

Desenhe o símbolo tamarasha três vezes no topo da cabeça dele.

Desenhe o símbolo chokurei uma vez e imagine seu nome três vezes.

Desenhe o símbolo daikoomyo uma vez.

Desenhe o símbolo chokurei uma vez e imagine seu nome três vezes.

Desenhe o símbolo honshazeshonen uma vez.

Desenhe o símbolo chokurei uma vez e imagine seu nome três vezes

Deslize sua mão esquerda por trás do pescoço do iniciado e a mão direita na parte superior da cabeça, dizendo mentalmente: "eu, (DIGA SEU NOME), agora inicio (DIGA O NOME DA PESSOA) como reikiano nível III".

Ande para a frente do iniciado e gentilmente toque em seus ombros.

Desenhe o símbolo chokurei uma vez na cabeça, na garganta e no coração, mentalizando seu nome três vezes em cada símbolo.

Segure as mãos do iniciado visualizando-as cheia de energia.

Mentalmente, desenhe respectivamente os símbolos chokurei, daikoomyo e chokurei em ambas das palmas das mãos, mentalizando em cada símbolo seu nome três vezes.

Desenhe o símbolo chokurei uma vez na cabeça, na garganta e no coração, mentalizando seu nome três vezes em cada símbolo.

Sopre suavemente em cima da cabeça, na direção da garganta e do coração.

Desenhe o símbolo chokurei uma vez na cabeça, na garganta e no coração, mentalizando seu nome três vezes em cada símbolo.

Avise ao iniciado que a sintonização/iniciação do segundo nível de reiki III está completa.

Nível mestre

Proteja o lugar fazendo os símbolos nos quatro cantos.

Posicionado atrás do aluno, abra o chakra da coroa desenhando o daikoomyo. Pegue as mãos do aluno sobre a cabeça e assopre.

Desenhe os outros símbolos sobre o chakra da coroa, pegue as mãos e assopre novamente.

Pela esquerda, vá para a frente do aluno e abra as mãos dele como o abrir de um livro. Desenhe o chokurei e bata palma três vezes.

Desenhe os outros símbolos tamarasha, daikoomyo, honshazeshonen, seiheki e chokurei. Bata palma três vezes em cada um.

Traga as mãos em prece em frente ao peito e assopre do chakra básico ao chakra cardíaco, fique aí um pouco.

Vá para o lado direito. Mão esquerda no occipital e mão direita no frontal.

Pense: "eu (nome do mestre), inicio agora (aluno) como mestre em reiki".

Volte para as costas do aluno. Desenhe os símbolos de tamanho grande nas costas dele.

Feche a iniciação desenhando o raku da cabeça aos pés, batendo a mão no chão para aterrar a energia do céu na terra e separar sua energia ao do aluno tornando-o agora separado de você.

Avise ao iniciado que a sintonização/iniciação do nível mestre está completa.

Símbolos

Chokurei

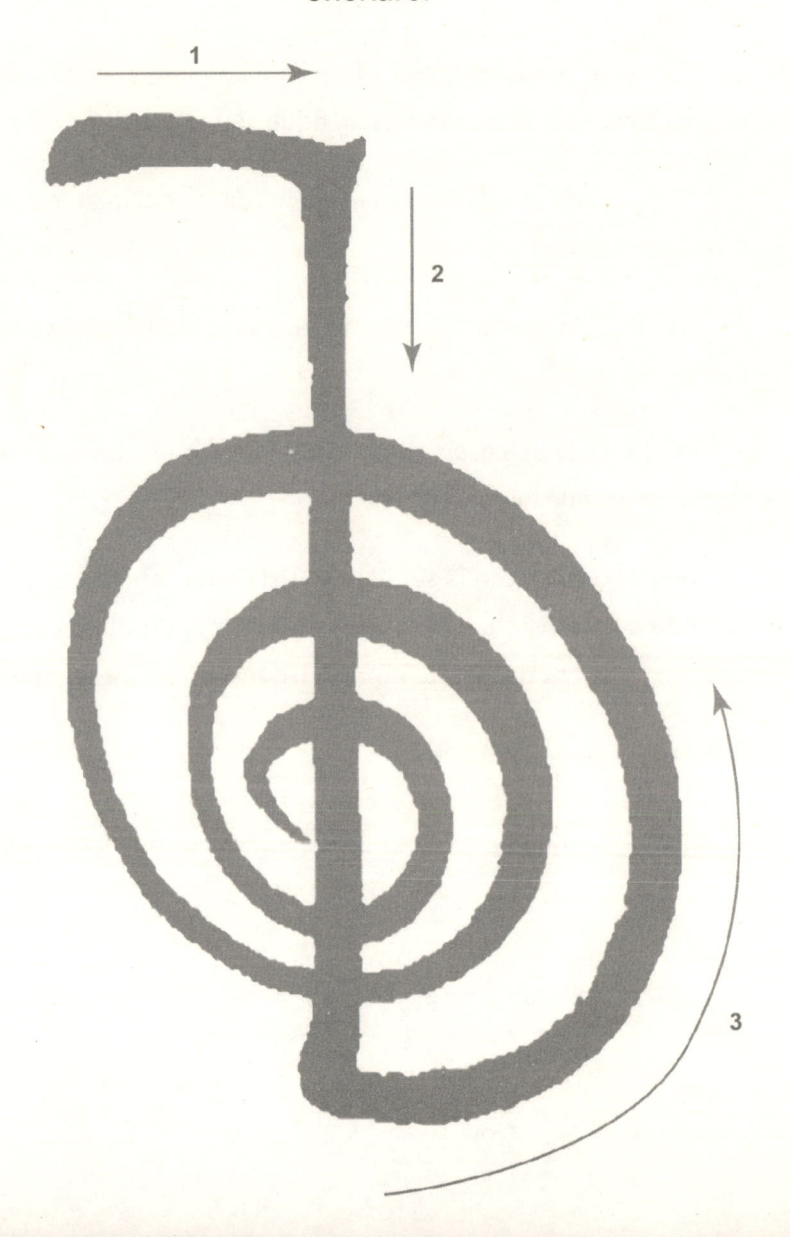

Seiheki

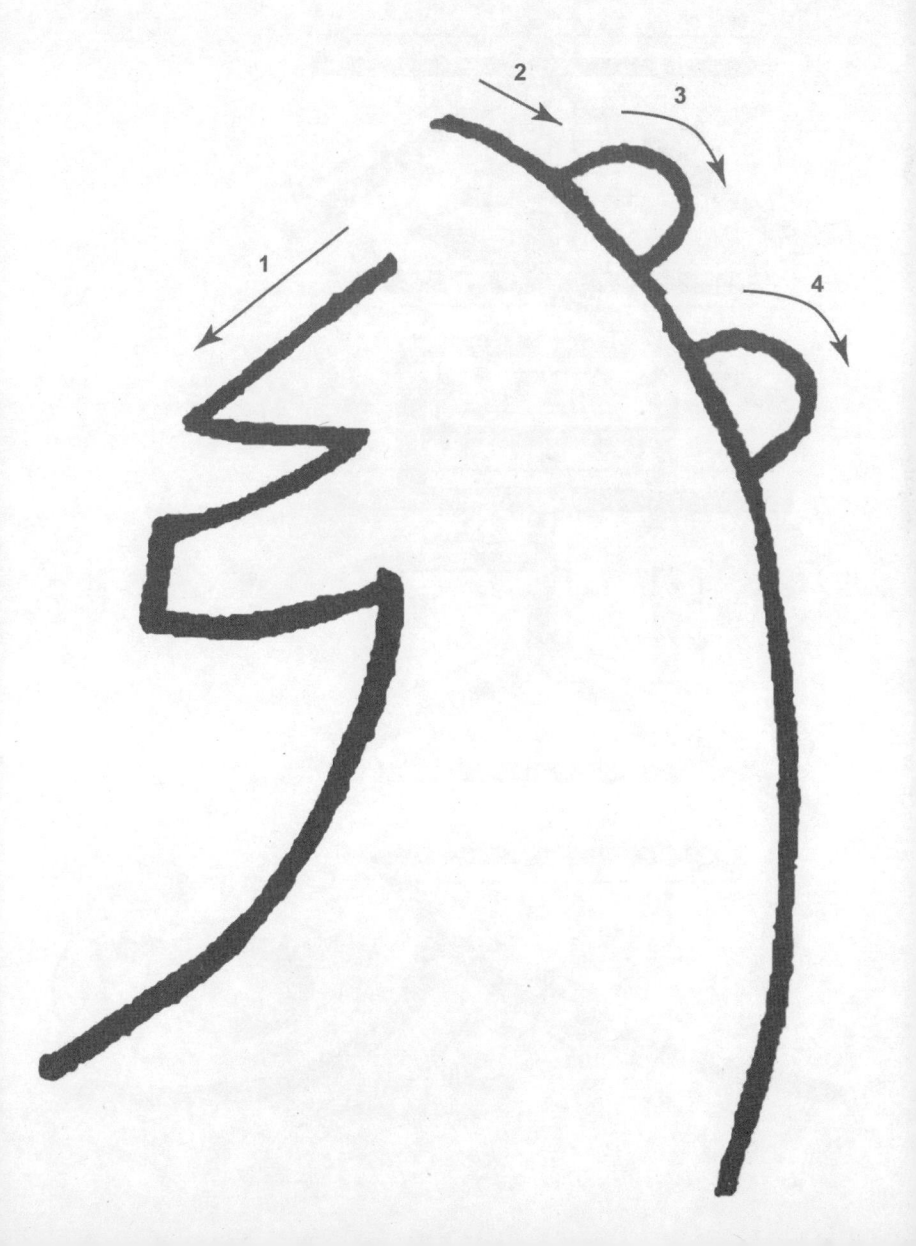

Honshazeshonen

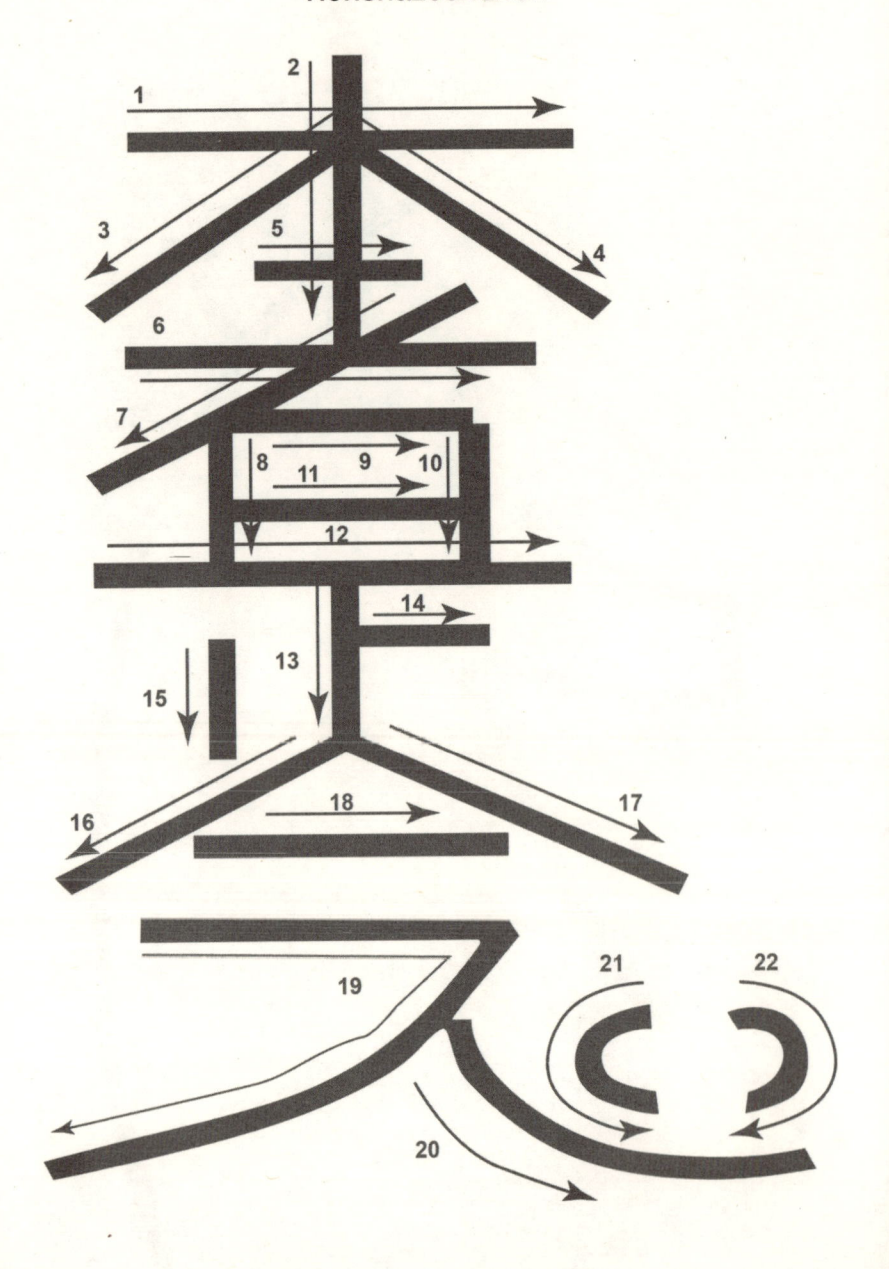

ANEXOS

Daikoomyo

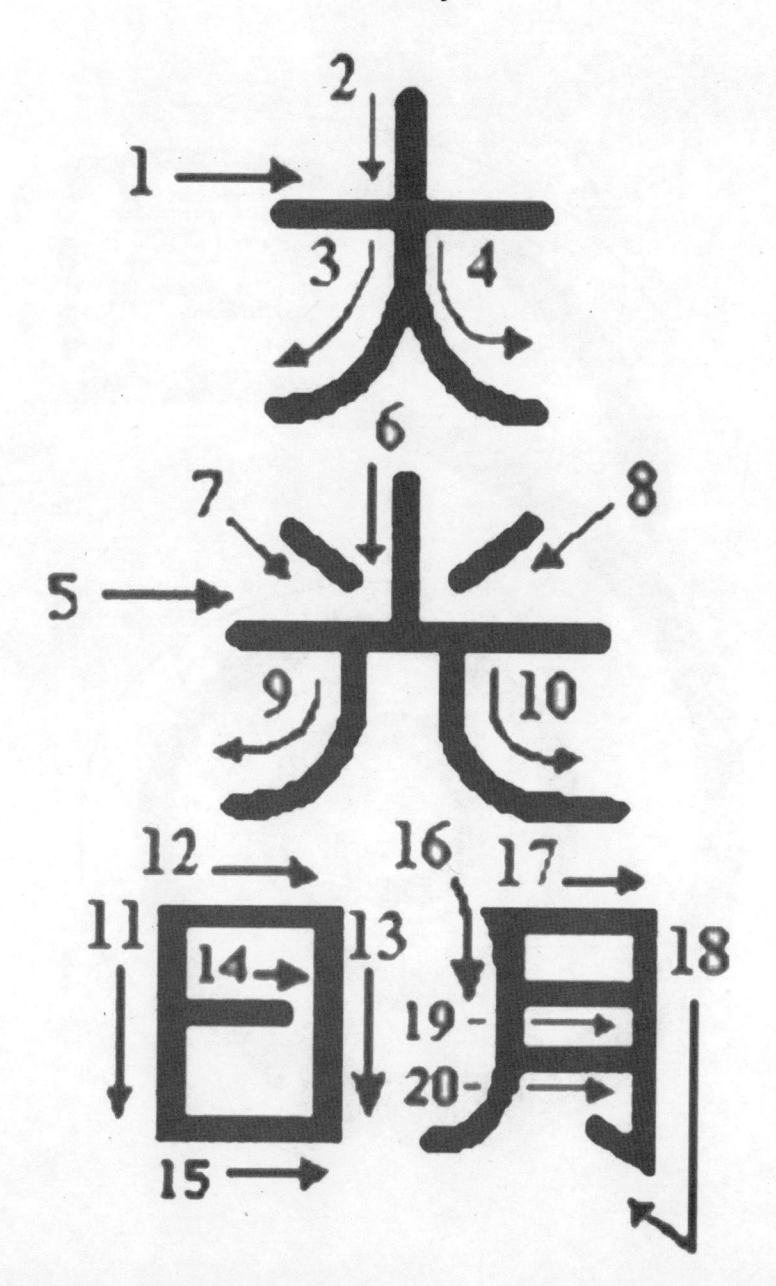

Daikoomyo (variação)

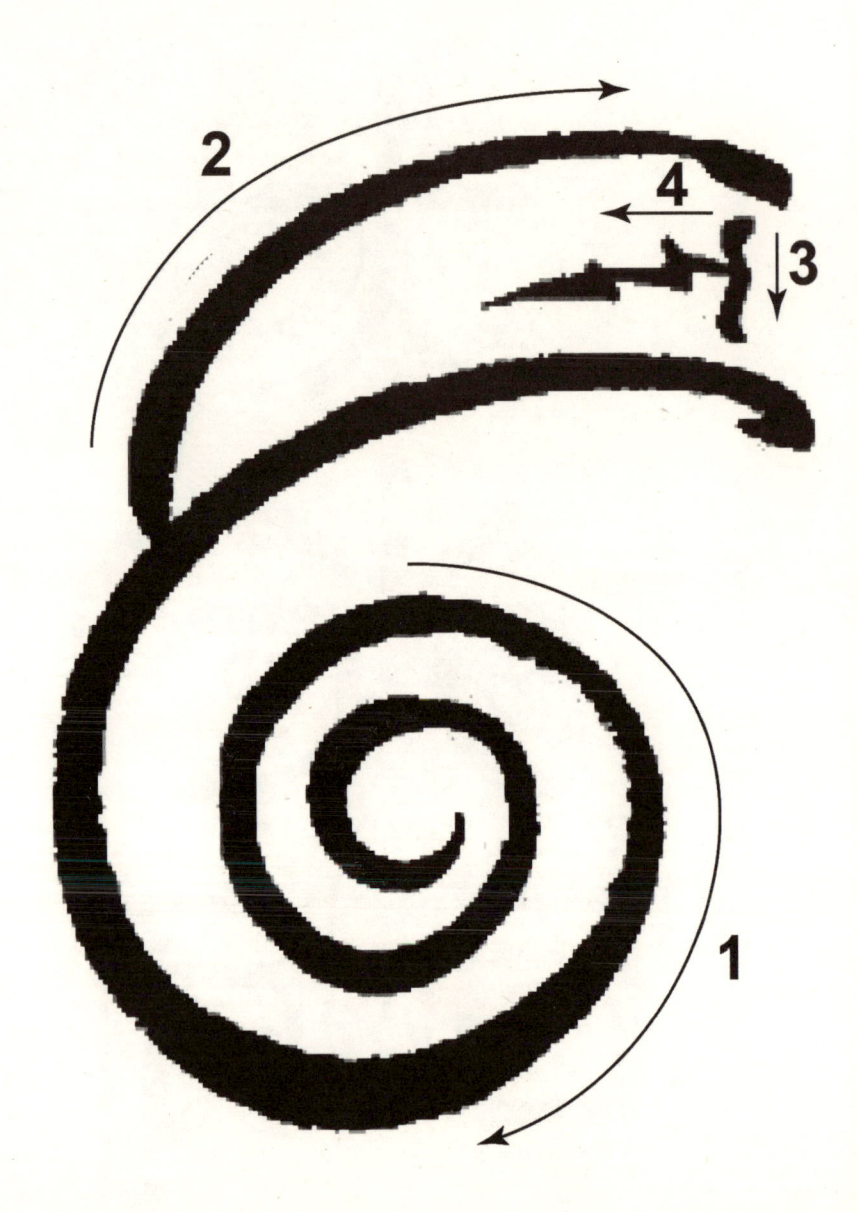

Raku

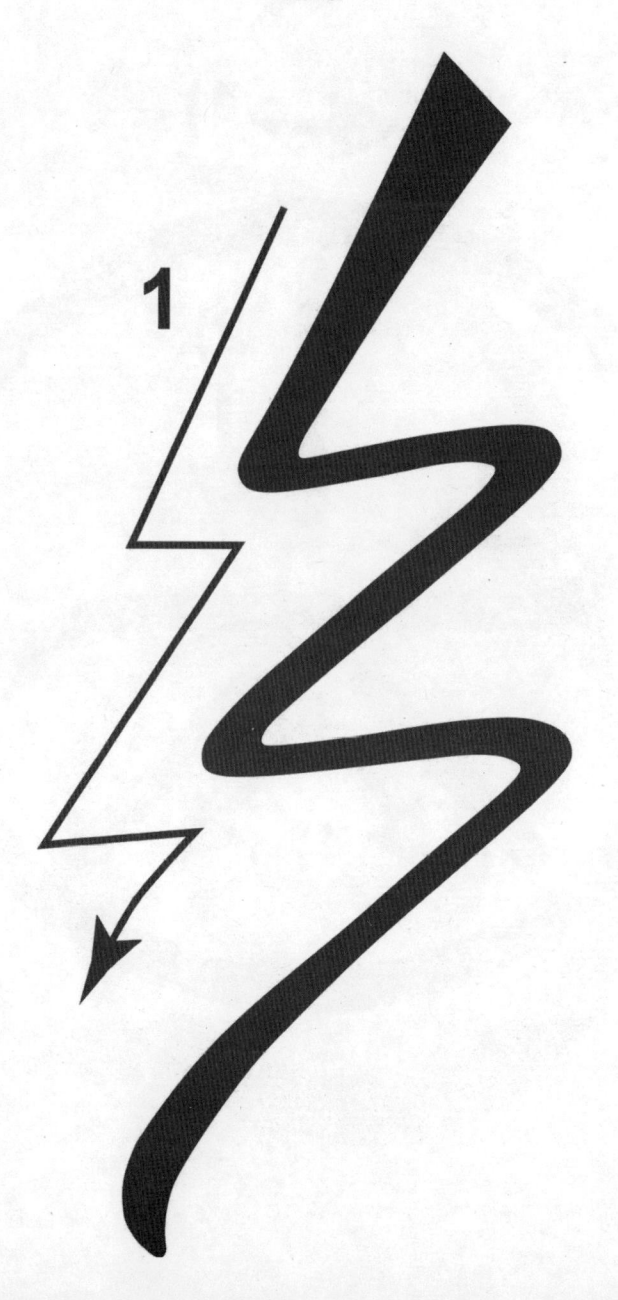

1

Tamarasha

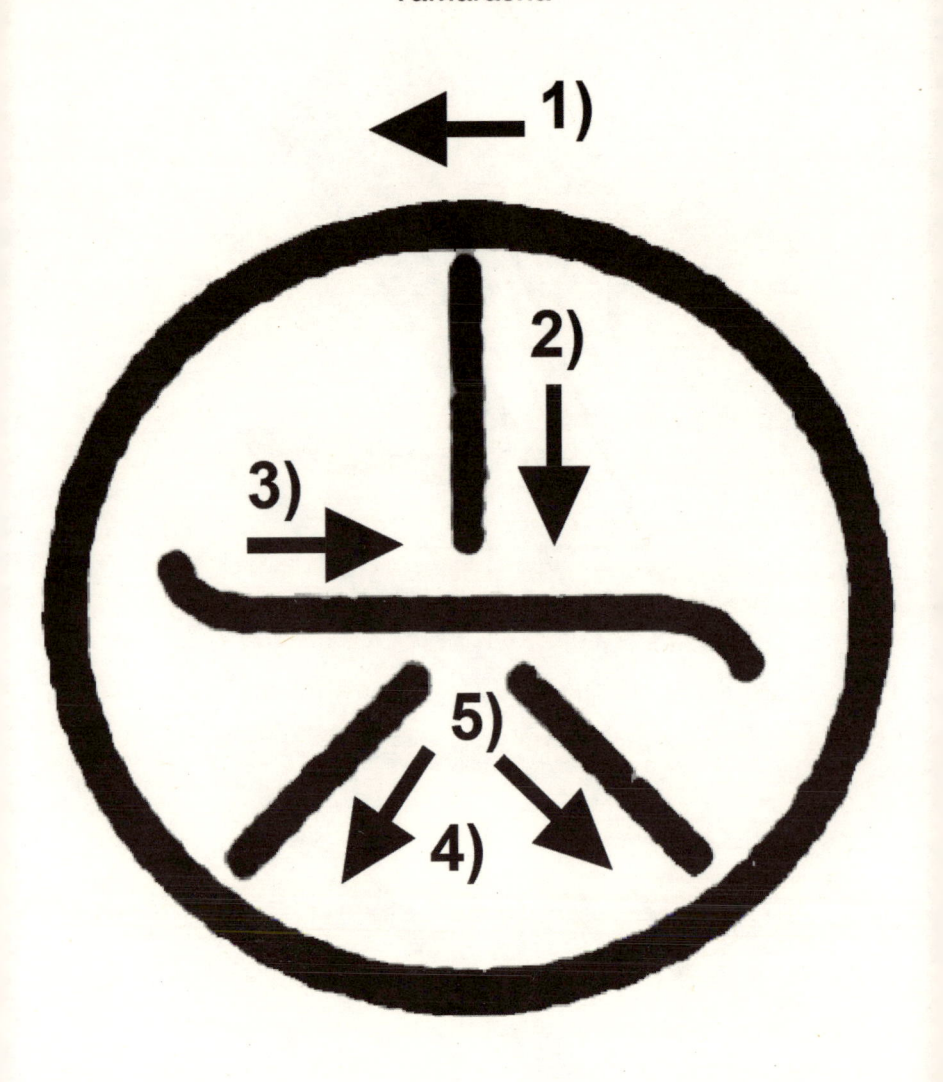

TARÔ DO REIKI

O tarô é uma forma de adivinhação feita por um médium ou pessoa que consiga ter contato com o mundo espiritual. O baralho de tarô é dividido em duas partes: as cartas que representam os Arcanos Maiores e as que simbolizam os Arcanos Menores.

Os Arcanos Maiores são em número de 22 e representam estágios da vida, ou, como podemos dizer, um macrociclo, como a infância, juventude, velhice, trabalho, casamento, entre tantos outros, mas considera-se que o ser humano passa por 22 fases. O que muda é a ênfase na passagem que estamos vivendo, por exemplo: posso ter 14 anos e não trabalhar, mas tenho responsabilidades pelas quais tenho que passar; ou posso ter 35 anos e estar de férias, ou posso estar de manhã no meu serviço atolado de afazeres e sobrecarregado. O que quero dizer é que temos trabalho a vida toda, o que muda é a intensidade dele em nossas vidas. Portanto, os 22 arcanos estariam presentes em nossas vidas o tempo todo.

Os Arcanos Menores são em número de 56 cartas e representam fases menores e estágios que estariam dentro dos Arcanos Maiores. Então cada Arcano Maior tem possíveis 56 fases dentro dele.

Mas a minha ideia não é ensinar ou falar muito sobre o que é tarô. Quero falar somente que é uma arte adivinhatória, pois quem tira as cartas (tarólogo) necessita de um ritual de iniciação de leitura, forma de embaralhar as cartas e arrumar sua disposição sobre a mesa. Muitas vezes de forma holística baseada em cultos e feitiçarias.

O tarólogo é guiado pela intuição do mundo espiritual para fazer o embaralhamento, a tiragem das cartas, a colocação sobre a mesa, a interpretação e o aconselhamento para o consulente. Quando este é conectado ao mundo espiritual, não importa o tipo de baralho; ele sempre conseguirá interpretar as cartas.

O tarô em reiki não é muito diferente, pois o que muda seriam as fotos, as histórias e o contexto das figuras dos arcanos. Temos de saber que a base do tarô é sempre a mesma, independentemente de ser tarô egípcio, grego, ayurvédico, mitológico, marselha, reiki, entre tantos outros.

No caso do tarô do reiki, há alguns componentes ritualísticos a mais do que outros, pois o adivinhador tem que ser reikiano e sempre que for fazer uma consulta deve realizar o ritual do reiki, usar seus símbolos e "energizar" o baralho com a energia reiki antes de jogar.

Para o cristão, querer saber o futuro é algo profano, pois quem sabe o futuro, presente e passado é somente Deus; quem é o início e o fim é somente Deus.

Deuteronômio 18

9 "Quando entrarem na terra que o Senhor, o seu Deus, dá a vocês, não procurem imitar as coisas repugnantes que as nações de lá praticam.

10 Não permitam que se ache alguém no meio de vocês que queime em sacrifício o seu filho ou a sua filha; que pratique adivinhação, ou se dedique à magia, ou faça presságios, ou pratique feitiçaria

11 ou faça encantamentos; que seja médium, consulte os espíritos ou consulte os mortos.

12 O Senhor tem repugnância por quem pratica essas coisas, e é por causa dessas abominações que o Senhor, o seu Deus, vai expulsar aquelas nações da presença de vocês.

13 Permaneçam inculpáveis perante o Senhor, o seu Deus".

Isaías 8:19-20

19 Quando, pois, vos disserem: Consultai os que têm espíritos familiares e os adivinhos, que chilreiam e murmuram: Porventura não consultará o povo a seu Deus? A favor dos vivos consultar-se-á aos mortos?

20 "à lei e ao testemunho! Se eles não falarem segundo esta palavra, é porque não há luz neles.

Não vejo lógica em uma pessoa que diz acreditar em Deus, que acredita em seus desígnios, que nada nos faltará e que Deus provê todas as coisas, querer consultar pessoas comuns e através de espíritos ou energias querer orientação para sua vida.

As nossas decisões não devem se basear em expectativas e desejos falhos e egoístas, mas devem ser baseadas na fé em Deus que tudo proverá e nos resguardará. Despertando nosso contato com nosso mestre interior ou divindade podemos relaxar e deixar que Este nos guie independentemente de desejos pequenos e saber que um futuro próspero nos aguarda.

Deuteronômio 29

29 As coisas encobertas pertencem ao Senhor nosso Deus, porém as reveladas nos pertencem a nós e a nossos filhos para sempre, para que cumpramos todas as palavras desta lei.

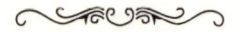

Um recado que posso dar aos tarólogos e pessoas que tentam adivinhar o futuro, mesmo com boas intenções, é que somente a Deus o futuro pertence e sabe. O destino ou fim de fases de nossas vidas não podem ser alterados se estiverem escritos por Ele, pois Deus cria um propósito ou fim em nossas vidas, mas como os acontecimentos se guiarão para que isso ocorra não sabemos nem devemos tentar descobrir, pois é aí que pecaremos e cairemos no que Satanás (ou qualquer outra impureza espiritual) quer.

Isaías 46

9 Lembrai-vos das coisas passadas desde a Antiguidade; que eu sou Deus, e não há outro Deus, não há outro semelhante a mim.

10 Que anuncio o fim desde o princípio, e desde a Antiguidade as coisas que ainda não sucederam; que digo: O meu conselho será firme, e farei toda a minha vontade.

O desejo do homem em saber o desconhecido é tão antigo quanto o próprio homem. Deus advertiu que se o homem comesse do fruto proibido certamente morreria, mas mesmo Deus advertindo e querendo proteger o homem, ele segue o caminho do pecado.

Gênesis 3

3 Mas do fruto da árvore que está no meio do jardim, disse Deus: Não comereis dele, nem nele tocareis para que não morrais.

4 Então a serpente disse à mulher: Certamente não morrereis.

5 Porque Deus sabe que no dia em que dele comerdes se abrirão os vossos olhos, e sereis como Deus, sabendo o bem e o mal.

―――

Deus sabia que não teríamos capacidade de conhecer certas coisas e sabia que a serpente ou Satanás sempre nos enganaria espiritualmente para nos levar ao pecado e à destruição. O pecado que cometemos por influência espiritual nos leva à morte, por isso não devemos consultar espíritos, necromantes e artes adivinhatórias. Neste caso não morremos fisicamente, mas morremos para Deus.

Romanos 6

23 Porque o salário do pecado é a morte, mas o dom gratuito de Deus é a vida eterna, por Cristo Jesus nosso Senhor.

Deuteronômio 18

13 Perfeito serás, como o Senhor teu Deus.

14 Porque estas nações, que hás de possuir, ouvem os prognosticadores e os adivinhadores; porém a ti o Senhor teu Deus não permitiu tal coisa.

15 O Senhor teu Deus te levantará um profeta do meio de ti, de teus irmãos, como eu; a ele ouvireis;

―――※※※―――

Outro grande problema de consultar adivinhadores, como tarólogos, é o necessitar de outros homens para guiar sua vida espiritual e criar-se um vínculo de vício e necessidade de outro que não seja nosso Deus para guiar sua vida (ou Deus interior ou centelha divina). A pessoa fica acorrentada e na expectativa do que o tarólogo disse, deixando assim de ter fé em Deus e receber o Espírito Santo, que é o único que nos revela a verdade e nos conduz na vida em segurança e graça. Perdemos, assim, nosso reino espiritual.

1 Samuel 15

23 Porque a rebelião é como o pecado de feitiçaria, e o porfiar é como iniquidade e idolatria. Porquanto tu rejeitaste a palavra do Senhor, ele também te rejeitou a ti, para que não sejas rei.

João 14

26 Mas aquele Consolador, o Espírito Santo, que o Pai enviará em meu nome, esse vos ensinará todas as coisas, e vos fará lembrar de tudo quanto vos tenho dito.

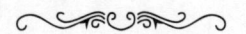

―――※※※―――

Não espere de outra pessoa o rumo de sua vida por mais que esteja difícil, você perdido e sem orientação. Só existe um caminho a seguir. Faça o que é correto e tome os rumos certos em sua vida. Creia em exemplos como o de Jesus e deixe que ele seja seu orientador, seu guia e seu protetor sobre o mundo.

João 14

6 Disse-lhe Jesus: Eu sou o caminho, e a verdade e a vida; ninguém vem ao Pai, senão por mim.

João 16

33 Tenho-vos dito isto, para que em mim tenhais paz; no mundo tereis aflições, mas tende bom ânimo, eu venci o mundo.